COLLABORATEURS DE LA *REV...*

COLLABORATEURS FRANÇAIS

MM.

GAVARRET, professeur à la Faculté de médecine. — THÉOPHILE ROUSSEL, membre de l'Acadé... sénateur. — HENRI GUENEAU DE MUSSY, membre de l'Académie. — ULYSSE TRÉLAT, professeur à... Faculté de médecine. — TARNIER, chirurgien en chef de la Maternité. — E. PERRIX, membre de... Commission des logements insalubres. — E. TRÉLAT, professeur au Conservatoire des arts... métiers. — ALF. FOURNIER, agrégé de la Faculté, médecin de l'hôpital Saint-Louis. — E... BESNIER, médecin de l'hôpital Saint-Louis. — FRANÇOIS-FRANK, directeur adjoint du laboratoire... physiologie au Collège de France. — JAVAL, directeur du laboratoire d'ophtalmologie à la So... bonne. — GARIEL, ing. des ponts et chaussées, agrégé de la Faculté. — MAGITOT, membre de... Société de chirurgie. — MARTY, professeur de chimie au Val-de-Grâce. — HUDELO et URBAI... répétiteurs à l'École centrale. — TRASBOT et NOCARD, professeurs à l'École d'Alfort. — HAHN, ... bliothécaire adjoint de la Faculté de médecine. — ZUBER et DU CAZAL, professeurs agrégés d'é... démiologie et d'hygiène au Val-de-Grâce. — BUDIN, chef de clinique d'accouchements. — DA... professeur à l'école d'anthropologie. — MAGNAN, médecin de l'asile Sainte-Anne. — MAGNIER... LA SOURCE, préparateur du laboratoire de chimie biologique. — A.-J. MARTIN, secrétaire géné... adjoint de la Société de médecine publique. — HENRY LIOUVILLE, député, professeur agrégé à... Faculté de médecine. — THÉVENOT, ancien professeur de clinique chirurgicale à l'Univer... de Santiago (Chili). — H. HUCHARD, médecin des hôpitaux. — DUJARDIN-BEAUMETZ, membre... l'Académie de médecine et du Conseil d'hygiène de la Seine. — Ch. GIRARD, directeur du lab... toire municipal de la Ville de Paris. — J.-A. PABST, chimiste.— RICHARD, agrégé au Val-de-Grâ... auditeur au Comité consultatif d'hygiène publique de France.— P. MIQUEL, chef du laboratoire... micrographie à l'observatoire de Montsouris.

ROLLET, professeur d'hygiène à la Faculté de Lyon. — LAYET, professeur d'hygiène à la Fac... de Bordeaux. — LEUDET, directeur de l'école de médecine de Rouen. — A. LACASSAGNE, profess... de médecine légale à la Faculté de Lyon. — MARVAUD, agrégé libre du Val-de-Grâce. — D... NEAU, membre du Conseil d'hygiène de la Rochelle. — GIBERT, membre du Conseil d'hygiène... Havre. — RABOT, docteur ès sciences, secrétaire du Conseil d'hygiène de Seine-et-Oise. — CLÉM... médecin des hôpitaux de Lyon. — ARNOULD, professeur d'hygiène à la Faculté de médecine de L...

COLLABORATEURS ÉTRANGERS

MM.

DE CHAUMONT, professeur d'hygiène à l'école de Netley. — Dr SIEGEL, conseiller médical d... ville de Leipzig. — Dr HUEBNER, secrétaire de la Société de salubrité publique de Russie... Dr RAUCHFUSS, médecin en chef de l'hôpital des enfants à Saint-Pétersbourg. — Dr KUBORN, m... bre de l'Académie de médecine, président de la Société de médecine publique de Belgique... JANSSENS, inspecteur du service de santé, directeur du bureau d'hygiène de Bruxelles. — ... CHIOTTI, professeur à la Faculté de médecine de Turin. — G. BERGMAN, professeur agrégé... giène à l'Université d'Upsal (Suède). — LUBELSKI, médecin du consulat français, à Varsovie... FÉLIX, professeur d'hygiène à la Faculté de médecine de Bukarest. — DUNANT, professeur d... giène à la Faculté de médecine de Genève. — H. SELMER, médecin adjoint au bureau d'hygiène... Copenhague. — DE PATRUBANY, médecin inspecteur en chef de la ville de Buda-Pesth. — D^r... OVERBEEK DE MEIJER, professeur d'hygiène et de médecine légale à l'Université de l'État d'Utre... — D^r DA SILVA AMADO, professeur d'hygiène à la Faculté de médecine de Lisbonne. — D^r CH... CAMERON, professeur d'hygiène à l'Université de Dublin. — J. SORMANI, professeur d'hygiè... l'Université de Pavie. — DOBROSLAVINE, professeur d'hygiène à la Faculté de Saint-Pétersbourg... VILLARET, médecin de l'armée allemande à Berlin.

La REVUE D'HYGIÈNE est l'organe officiel de la Société de médecine publi... et d'Hygiène professionnelle, qui y publie ses mémoires et les comptes ren... de ses séances. — Un exemplaire de la Revue est servi par la Société à cha... de ses membres titulaires. — Prière d'adresser tout ce qui concerne la ... daction à M. le Dr Vallin, boulevard Saint-Germain, n° 180.

REVUE
D'HYGIÈNE

ET DE

POLICE SANITAIRE

RÉDACTEUR EN CHEF:

M. E. VALLIN, membre de l'Académie de médecine, médecin principal de première classe, secrétaire du Comité consultatif d'hygiène publique de France.

MEMBRES DU COMITÉ DE RÉDACTION:

MM. J. BERGERON, membre de l'Académie de médecine et du Comité consultatif d'hygiène de France, médecin honoraire des hôpitaux.

A. DURAND-CLAYE, ingénieur en chef des ponts et chaussées, professeur à l'École des ponts et chaussées et à l'École des beaux-arts.

GRANCHER, professeur à la Faculté de médecine, médecin des hôpitaux, auditeur au Comité consultatif d'hygiène de France.

H. NAPIAS, secrétaire général de la Société de médecine publique, inspecteur général des services administratifs au ministère de l'intérieur, auditeur et secrétaire adjoint du Comité consultatif d'hygiène de France.

A. PROUST, inspecteur général des services sanitaires, professeur à la Faculté de médecine, membre de l'Académie de médecine, médecin des hôpitaux.

J. ROCHARD, inspecteur général et président du Conseil supérieur de santé de la marine, membre de l'Académie de médecine et du Comité consultatif d'hygiène de France.

SECRÉTAIRE DE LA RÉDACTION : A.-J. MARTIN,
Auditeur au Comité consultatif d'hygiène de France.

SEPTIÈME ANNÉE. — 1885.

PARIS
G. MASSON, ÉDITEUR
LIBRAIRE DE L'ACADÉMIE DE MÉDECINE
Boulevard Saint-Germain et rue de l'Éperon
EN FACE DE L'ÉCOLE DE MÉDECINE

LA STATISTIQUE DES CAUSES DE DÉCÈS

DANS LES GRANDES VILLES DE FRANCE,

CENTRALISÉE AU MINISTÈRE DU COMMERCE,

Par le Dᵣ Jacques BERTILLON,

Chef des travaux de la statistique municipale de Paris.

Le Ministre du commerce vient d'adresser aux préfets une circulaire de tous points excellente. Le but de cette circulaire est de centraliser, pour les grandes villes tout au moins, la statistique des causes de décès. Rien de plus louable qu'un pareil projet. Quelques mesures très simples sont nécessaires pour qu'il puisse être dès à présent réalisé. Il suffit pour cela que les renseignements demandés soient uniformes et comparables. Il est très facile d'y parvenir : il n'est besoin, pour cela, ni d'institutions nouvelles, ni de frais d'aucune espèce, mais seulement d'une instruction ministérielle claire et uniforme, pour tout le territoire français.

Je me propose, dans cet article, d'en indiquer les principes.

Faisons tout d'abord connaître la circulaire excellente de M. le Ministre du commerce :

« Mon administration est souvent consultée sur la situation sanitaire, et pour me mettre à même de fournir des indications exactes, il importe que je sois renseigné périodiquement, à ce sujet, de la façon la plus précise.

« La plupart des grandes villes publient des bulletins de décès par nature de maladie, soit par semaine, ou par quinzaine, soit par mois. Il est, vous le reconnaîtrez, indispensable que mon dé-

partement qui est chargé des services de l'hygiène reçoive, au fur
et à mesure de leur publication, tous les bulletins de cette nature. »

« J'ai l'honneur de vous prier de vouloir bien donner des instructions pour que les bulletins dont il s'agit me parviennent régulièrement à partir du 1er octobre 1885.

« Je vous serai très obligé de me donner d'ici là la liste des
municipalités qui font des publications de cette nature. »

Il y a lieu d'examiner :

1° De quelles villes le ministre recevra des réponses, s'il ne
donne pas des ordres nouveaux ;

2° Quel usage il convient de faire des documents ainsi rassemblés, pour que ces documents reçoivent toute l'utilité dont
ils sont susceptibles ;

3° Sous quelle forme enfin ces documents doivent être rédigés.

Des villes françaises qui possèdent une statistique sani-
taire. — Il n'y a en France, à ma connaissance, que vingt
villes qui, sous une forme ou sous une autre, établissent, à des
intervalles variables, leur bilan sanitaire.

Lorsque je reçus l'honneur de succéder à mon père dans la
direction du service statistique de la ville de Paris, je m'em-
pressai d'adresser à quarante grandes villes de France une
lettre revêtue des approbations nécessaires pour les inviter à
vouloir bien m'envoyer périodiquement des renseignements
sur les principales causes de décès. Un certain nombre d'entre
elles, — un petit nombre en vérité, — répondirent à cet appel.
La plupart déclarèrent qu'elles ne connaissaient pas les maladies,
causes de mort de leurs habitants.

Les *tableaux mensuels de statistique* de la ville de Paris publient un résumé succinct de la statistique des causes de mort
dans quelques-unes des villes qui connaissent leur état sanitaire. Ces villes sont : Amiens, Bar-le-Duc, Bayonne, Charle-
ville, Dijon, Douai, Dunkerque, le Havre, Limoges, Lille, Lyon,
Marseille, Nancy, Nantes, Nice, Paris, Pau, Reims, Saint-
Étienne, Toulouse, Troyes. Il y faut joindre Alger, en ajoutant

que l'Algérie publie chaque mois, par les soins de M. le Dr Ricoux, un relevé très intéressant de la situation sanitaire.

Dans la plupart des villes que je viens d'énumérer (je souhaite que l'énumération soit incomplète), c'est à quelque médecin zélé et laborieux que l'on doit l'initiative d'un relevé de l'état sanitaire. On doit à ces confrères une véritable reconnaissance ; quoique accablés par la laborieuse clientèle de province, ils s'imposent un travail aride et minutieux qui souvent n'est rémunéré d'aucune manière.

Les municipalités des grandes villes ont presque toutes compris qu'il était important pour elles de savoir si leur ville était saine ou malsaine, et de connaître les fléaux qui pouvaient frapper, soit temporairement, soit continuement leurs administrés. Quelques-unes ont jugé le renseignement sans intérêt. On sera surpris de ne voir ni Bordeaux, ni Rouen, parmi les villes qui connaissent leur état sanitaire. Toute ville de plus de 50,000 habitants devrait avoir un service de vérification médicale des décès et devrait en connaître le compte rendu. Nous souhaitons que M. le Ministre du commerce ait l'autorité nécessaire pour les convaincre de cette nécessité.

De la publication des documents recueillis. — Dès aujourd'hui, il pourra réunir, on vient de le voir, des renseignements suffisamment nombreux.

Quel usage devra-t-il en faire pour en tirer toute l'utilité désirable ?

« Mon administration est souvent consultée sur la situation sanitaire, » dit-il dans sa circulaire. Est-ce donc seulement pour pouvoir répondre aux questionneurs que le ministère centralisera tant de faits importants à connaître ? Se contentera-t-on d'empiler dans un carton toutes ces feuilles de renseignement ? Évidemment non ; on ne les cachera pas à la légitime curiosité des hygiénistes, des statisticiens et des épidémiologistes. Il sera, il me semble, très utile de les publier. Telle était déjà l'intention d'un prédécesseur très ancien de M. le Ministre du commerce.

En 1856, l'administration projeta une publication de cet

ordre, et provoqua sur ce point une délibération de l'Académie de médecine. Cette savante assemblée approuva pleinement le projet, qui pourtant n'eut pas de suite.

Rien ne s'oppose à ce qu'il soit aujourd'hui mis à exécution, du moins pour les grandes villes qui relèvent les causes de décès et que j'ai énumérées plus haut. Si l'administration française avait accompli en 1856 le projet qu'elle avait conçu, elle en aurait donné l'exemple. Aujourd'hui, ce projet a été exécuté en Allemagne, et aussi sous une forme que je crois préférable, en Italie, par l'infatigable directeur de la statistique, M. Bodio.

A une telle publication, il faudrait un cadre un peu plus vaste que celui que j'ai dû lui imposer dans les *Tableaux mensuels de statistique* de la ville de Paris. Cette publication est essentiellement parisienne, et quand elle relate des faits empruntés à d'autres villes, elle ne peut leur accorder qu'une hospitalité un peu étroite.

Si le ministère n'avait pas le projet de faire mieux, il n'aurait pas pris la peine de demander aux villes de France le compte rendu de leurs décès, il l'aurait trouvé tout rassemblé dans les *Tableaux mensuels.* Logiquement, c'est le ministère du commerce qui doit centraliser ces renseignements et les publier.

Des conditions d'uniformité à prescrire. — Quelle que soit la décision que l'on adopte à cet égard, soit qu'on publie ces renseignements, soit qu'on se contente de les recevoir et de les communiquer à quelques privilégiés, ils ne peuvent être utiles qu'à une condition, c'est d'être comparables entre eux. Il faut qu'ils soient relevés, dans différentes villes de France, sur des cadres uniformes et d'après des instructions identiques. Cette uniformité est actuellement très loin d'exister.

La circulaire de M. le Ministre du commerce en nécessite donc une autre, qui en est le corollaire indispensable, et qui devra indiquer avec précision les cadres et formules à adopter, cela sous peine de tomber dans un véritable chaos. Je voudrais indiquer quelles sont, à mon avis, les principes qui devraient

dicter cette seconde circulaire, qui me paraît aussi nécessaire que la première.

Commençons par établir une vérité bien évidente par elle-
même, mais trop souvent méconnue. Toute statistique sanitaire
a pour but d'apprécier la fréquence des causes de mort, c'est-
à-dire d'établir le chiffre répondant à la question suivante :
« Sur 1,000 vivants, combien de décès dus à telle ou telle
cause ? »

Pour cela, il faut avoir : 1° le nombre des vivants ; 2° le
nombre des décès par causes. *Le nombre des vivants n'est pas
moins indispensable à connaître que le nombre des décès.*
Cette vérité est souvent négligée, et pourtant elle est bien évidente ; si l'on vous dit qu'une ville a compté en six mois
125 décès par fièvre typhoïde et qu'on ne vous dise pas combien d'habitants contient cette ville, le renseignement devient
presque insignifiant. Est-ce peu, est-ce beaucoup que 125 décès ?
vous n'en pouvez rien savoir.

Donc pour obtenir une statistique sanitaire instructive et
uniforme dans les villes de France, il faut : 1° déterminer pour
chacune d'elles, et par des règles uniformes, le nombre des
vivants observés ; 2° déterminer également par des règles uniformes le nombre des décès.

DÉTERMINATION DU CHIFFRE DE LA POPULATION. — Il faut dire
si les décès mentionnés dans la statistique proviennent : de la
ville telle qu'elle est définie par ses limites d'octroi ou de la
commune tout entière, composée de la population agglomérée
et, en outre, de la population éparse dans la campagne ou
dans de vastes faubourgs sur le territoire de la commune.

Il y a, en effet, des communes urbaines pour lesquelles la
population éparse est aussi nombreuse que la population agglomérée [1]. Si l'on ne porte sur les feuilles statistiques que les

---

1. La population agglomérée est celle dont les habitations sont con-
tiguës ou ne sont séparées que par des rues ou des cours d'eau, des
jardins, des vergers, des terrains à bâtir. — Les hameaux sont considérés comme population éparse, même lorsqu'ils sont plus peuplés que
le chef-lieu de la commune.

décès proviennent de la population agglomérée et qu'on les compare aux vivants existant dans toute la commune, on se trompera de moitié tout simplement dans le calcul de la mortalité ou dans le calcul de la fréquence de telle ou telle maladie. A mon avis, c'est sur la population entière de la commune (agglomérée ou éparse) que doit porter la statistique. Il y a pour cela plusieurs motifs très pratiques qu'il serait fastidieux de développer ici.

Que l'on accepte ou non cette solution, il est certain qu'il faut en adopter une, dire nettement celle qu'on adopte, et enfin, généraliser la mesure à toute la France, sans quoi les chiffres des décès n'auront pas de signification précise. Par exemple, Marseille a présenté 125 décès par fièvre typhoïde pendant les six premiers mois de l'année; si l'on n'indique pas que ce chiffre provient de la population totale, on mettra le lecteur dans un grand embarras : car la population totale de Marseille est de 360,099 habitants (ce qui indique déjà une grande fréquence de la fièvre typhoïde), tandis que sa population agglomérée n'est que 254,456 habitants (ce qui pourrait faire supposer une fréquence de la fièvre typhoïde plus grande encore qu'elle n'est en réalité). Il est donc très important d'indiquer aux villes que leurs recherches statistiques sur les causes de décès doivent porter sur l'ensemble de la population de leur commune et non pas seulement sur la population agglomérée.

Population de fait et population légale[1]. — Il n'est guère moins nécessaire, pour que les calculs de mortalité soient

---

1. Les instructions ministérielles relatives au recensement de la population distinguent quatre groupes de population :

a. La population résidente présente (divisée en population agglomérée et en population éparse);

b. La population résidente absente (divisée de même en population agglomérée et en population éparse);

c. Les hôtes de passage;

d. La population comptée à part (armée de terre et de mer, congrégations, prisons, lycées, etc.).

On appelle population *municipale* le total $a + b$ (à distinguer en *agglomérée* et *éparse*).

On appelle population *légale* le total $a + b + d$.

On appelle population *de fait* le total $a + b + c$.

uniformes, de dire que la *population de fait* doit servir de base à ces calculs.

La population de fait est celle dont le recensement décèle la présence à un moment donné. La population *légale* est une population fictive qui sert au calcul des impôts et aux autres opérations administratives, mais qui, de l'avis de tous les congrès internationaux de statistique, ne doit pas servir de base aux calculs démographiques.

Il serait fastidieux d'exposer ici les considérations qui ont fait prévaloir cette solution. Qu'il me suffise de faire remarquer que ces deux manières de comprendre la population sont notablement différentes. A Paris, la population de fait était en décembre 1881 de 2,239,928 habitants, tandis que la population légale était de 2,269,023. Si l'on prend pour base des calculs ce dernier chiffre, on arrive à des appréciations artificiellement atténuées de la fréquence de chaque maladie [1].

De la population militaire, des prisons, etc. — Il doit être bien entendu que les militaires, les prisonniers, etc., enfin toutes les collectivités vivant *sur le territoire de la commune* doivent être compris dans le chiffre de la population, de même que les décès qui en proviennent sont comptés sur la statistique des décès. Cette remarque est d'autant plus nécessaire que la population de ces agglomérations n'entre pas dans le compte de la population *municipale;* mais elle entre dans la population *légale* et à plus forte raison dans la population *de fait.*

De la population par âges. — *De la population du premier âge.* — J'insisterai tout à l'heure sur la nécessité de distinguer l'âge des décédés; il faut donc aussi distinguer l'âge des vi-

1. Les municipalités devront rechercher dans leurs archives le chiffre de leur population *de fait* en 1881, car le compte rendu du recensement n'a publié (à tort à mon avis) que la population *légale* des grandes villes.

Il y a lieu d'espérer que le recensement de 1886 publiera les quatre éléments qui constituent la population de fait et la population légale.

vants, afin de pouvoir, pour chaque âge, établir le rapport suivant : *sur 1,000 vivants, combien de décès?*

En ce qui concerne les âges adultes, le recensement quinquennal donne des chiffres qui peuvent être acceptés comme suffisamment exacts[1]. Il n'en est pas de même pour la population du premier âge et spécialement pour les enfants de 0 à 1 an ; pour eux, les omissions sont toujours nombreuses. C'est par le chiffre des naissances que l'on arrive à connaître cette population. Il est donc important que les statistiques sanitaires portent l'indication du nombre des naissances[2].

Mais ce renseignement seul ne suffit pas. Il arrive très souvent dans les villes que les enfants quittent leur famille presque aussitôt après leur naissance pour aller en nourrice. Ce nombre nous est connu depuis la loi Théophile Roussel. Cette loi exige, en effet, que les parents qui veulent mettre un enfant en nourrice en fassent la déclaration à la mairie, et il est rare qu'ils y manquent, car ils savent que cette déclaration est faite dans l'intérêt de l'enfant. Ordinairement, à Paris, ils font cette déclaration au moment même où ils déclarent la naissance. Leur nombre est très important, car en 1883, sur 64,526 naissances, il y a eu 17,243 enfants mis en nourrice. Ces enfants qui, presque tous, ont quitté Paris, n'ont pas pu contribuer aux 10,232 décès de 0 à 1 an qui ont été constatés dans cette ville. Il est donc nécessaire que les statistiques sanitaires indiquent le nombre d'enfants mis en nourrice.

J'ai énuméré à peu près les règles à suivre pour déterminer suivant des principes logiques et uniformes la population à

---

1. Ce renseignement aussi devra être recherché dans les archives municipales, car la population par âges n'est pas publiée pour chaque ville, mais seulement par département. Remarquons que la distribution de la population par âges a eu pour base, dans le dernier recensement, la population *de fait*.

2. Parmi les naissances, il faut distinguer celles qui ont eu lieu dans les hôpitaux, lorsque la mère n'a pas son domicile de secours dans la ville, mais dans une commune voisine. Les enfants qui naissent dans ces conditions n'appartiennent pas à la ville, et ils la quittent peu de temps après leur naissance, même lorsqu'ils ne sont pas mis en nourrice. Ils ne doivent donc pas entrer dans le calcul de la population infantile.

observer. Quelques autres questions moins importantes resteraient à aborder dans une étude plus complète (évaluation de la population dans l'intervalle des recensements, etc.).

M. le Ministre du commerce, pour fixer la solution des questions que je viens de soulever et celle de quelques autres problèmes, ne saurait mieux faire, il nous semble, que de s'adresser au Conseil supérieur de statistique qu'il a récemment constitué et dont la principale fonction consiste à veiller sur l'uniformité et la régularité des documents statistiques.

DÉTERMINATION DU NOMBRE DES DÉCÈS. — Les statistiques sanitaires devront comprendre tous les décès de la population observée telle que je l'ai définie plus haut, à savoir celle de la population *totale* (et non pas seulement agglomérée) du territoire des communes urbaines considérées, y compris la garnison, les prisons, les couvents, etc.

Décédés domiciliés hors de la ville. — En général, les décès des individus domiciliés hors de la ville (voyageurs de passage, etc.) doivent être comptés sur les statistiques sanitaires des villes, car la population flottante est comprise par le recensement dans la population de fait.

Mais dans un grand nombre de villes, et notamment à Paris, il existe une source d'erreur assez importante. Il arrive souvent que les communes voisines d'une ville concluent avec elle un traité pour que leurs malades indigents soient soignés dans son hôpital. De là résultent, au passif de cette ville, un certain nombre de décès qui ne proviennent pas de la population qui lui a été attribuée par le recensement. Il est donc nécessaire de compter à part les décès de cette catégorie; il est rare, d'ailleurs, qu'ils soient très nombreux. Par exemple, sur les 3,352 décès par fièvre typhoïde survenus dans Paris pendant la funeste année 1882, il en est 138 seulement qui appartiennent à cette catégorie. Ces 138 décès proviennent d'individus qui habitaient soit Asnières, soit Aubervilliers, soit une autre commune ayant traité avec l'Assistance publique, qui avaient été recensés dans leur commune, qui y avaient, sans doute, contracté leur maladie et qui n'étaient venus à

Paris que pour la faire soigner dans un hôpital. Ces décès ne peuvent pas être attribués à la ville de Paris, ou du moins ils doivent être comptés à part. C'est là un point de détail et qui ne doit pas nous arrêter plus longuement.

Dans certaines villes, telles que Nice ou Pau, les décédés domiciliés hors la ville donnent lieu à des difficultés beaucoup plus graves. Des instructions spéciales sont nécessaires pour ces deux villes ; je n'essayerai pas de les formuler ici.

Nécessité de noter l'âge des décédés. — Je ne saurais trop insister sur ce principe général : toutes les fois qu'une statistique porte sur des hommes, elle doit distinguer les âges. C'est le seul moyen d'éviter de grossières erreurs d'interprétation. J'oserai invoquer à ce sujet la mémoire de mon père : il se défiait des statistiques où l'âge n'était pas indiqué, et lorsqu'il était, faute de mieux, obligé d'en faire usage, il ne s'en servait qu'avec une extrême réserve.

C'est surtout lorsqu'il s'agit de mortalité que l'âge est un élément indispensable : un pays, une ville où les enfants sont nombreux présentera par cela même plus de décès qu'une ville où ils sont rares, même si les conditions sanitaires de la première sont préférables à celles de la seconde. Qui s'étonnera qu'une ville où les enfants sont nombreux présente plus de cas de rougeole ou de diphtérie qu'une ville où ils sont rares? L'observation inverse est également indiscutable pour la fièvre typhoïde ou la phtisie.

Il est donc essentiel : 1° de connaître l'âge des habitants; 2° de connaître l'âge des décédés, suivant les causes de la mort.

La ville de Paris a toujours distingué l'âge des décédés par cause de mort. Plusieurs villes (mais non pas toutes) font également cette distinction essentielle.

Il faudrait conseiller aux autres villes de la faire également; ce sera compliquer très peu leur travail — surtout celui des villes de moins de 100,000 habitants — et ce sera en augmenter considérablement la valeur.

Mais il faut, pour que le renseignement ait toute sa valeur, que les groupes d'âge adoptés soient partout les mêmes. Il n'est pas utile de donner une liste complète des âges de 0 à 100 ans. Il faut donc adopter des groupes d'âge, et il faut surtout que ces groupes soient les mêmes pour toutes les villes.

Dans les *Tableaux mensuels de statistique* de la ville de Paris, j'ai adopté, conformément aux vœux des congrès internationaux de statistique, les groupes d'âge suivants : 0-1 an, 1-4, 5-9, 10-14, 15-20, etc., en continuant la série des groupes quinquennaux jusqu'à la fin de la vie. Si l'on trouve cette énumération trop longue, on peut adopter la suivante : 0-1, 1-4, 5-9, 10-19, 20-29, etc., en comptant toujours à part la première année de la vie.

Enfin on pourrait encore (mais ce serait déjà insuffisant) faire des groupes de 20 ans : 0-1, 1-19, 20-39, 40-59, etc. Je suis loin de recommander ce groupement des âges ; cependant il est encore préférable à l'absence de toute indication.

La distinction des âges des décédés est tellement importante que, plutôt que d'en être privé, on devrait accepter, faute de mieux, le groupement suivant : 0-1 an, 1-19, 20-59, 60-ω. Cependant cette distinction trop sommaire laisserait beaucoup à désirer.

Nécessité d'établir une nomenclature uniforme des causes de décès. — Il est évident qu'une statistique, si détaillée qu'elle soit, ne peut pas comprendre toutes les rubriques qui figurent dans un dictionnaire de médecine. Il y a là une impossibilité matérielle qui, à défaut d'autres motifs tout aussi impérieux, suffirait à faire sentir la nécessité d'adopter certaines rubriques à l'exclusion des autres, en un mot, d'établir une nomenclature des causes de décès.

La ville de Paris en possède une qui n'a pas cessé d'être en usage depuis 1865 et qui a été établie à cette époque par une commission de médecins très distingués. Au point de vue scientifique, cette nomenclature présente toutes les garanties désirables ; au point de vue pratique, au contraire, elle présente quelques lacunes peu nombreuses. Il faut en effet se souvenir que les bulletins de décès ne sont pas toujours rangés et classés par des médecins, mais par des employés étrangers aux études

médicales, et qu'il est nécessaire de leur donner des instructions très claires et très précises pour obtenir que les chiffres
aient un sens rigoureusement déterminé.

Ce sont là des détails qui rentrent dans la compétence du
Conseil supérieur de statistique, chargé de veiller à l'uniformité
des documents statistiques. Aussi a-t-il été saisi de la question
par la Commission de statistique de la ville de Paris. La nomenclature des causes de décès de la ville de Paris pourrait
donc être, dès à présent, recommandée aux villes qui envoient
des statistiques sanitaires. Bientôt elles recevront les instructions que le Conseil supérieur ne manquera pas de rédiger, à la
demande de la ville de Paris.

De la vérification des causes de décès. — Enfin il serait bon
que dans une notice générale, donnée une fois par an, chaque
ville expliquât comment elle est informée des causes de décès.
Est-ce par le médecin traitant ? Est-ce par une déclaration de
la famille ? Est-ce par un médecin commis par le maire pour
vérifier les décès ? On sait qu'à Paris, ce sont les médecins vé-
rificateurs des décès qui sont chargés de ce soin ; leur diagnostic, souvent trop sommaire et quelquefois erroné, est con-
trôlé par le diagnostic du médecin traitant, lorsque celui-ci
veut bien prendre la peine de l'envoyer au service de statistique,
ce qui arrive la plupart du temps. J'ajoute que les noms des
décédés sont totalement inconnus au service de statistique ; ils
ne sont désignés que par un numéro qui lui-même correspond
non à un nom, mais à un autre numéro ; par conséquent le
secret médical n'est pas ici en cause.

On ne peut pas demander aux villes d'instituer un service de
vérification des causes de décès parfaitement uniforme. Chacune d'elles prend ses renseignements comme elle l'entend ;
mais il importe du moins, pour qu'on puisse apprécier le degré d'exactitude de ses relevés, qu'elle fasse connaître quels
sont ses moyens d'information.

De la périodicité à recommander. — La périodicité adoptée
par les différentes villes est très variable, et cela se comprend.

Une périodicité fréquente a l'avantage de renseigner sur l'état sanitaire avec plus de promptitude, elle offre un intérêt évident en temps d'épidémie, mais elle expose à donner des renseignements incomplets. De plus, les chiffres hebdomadaires, surtout dans les petites villes, sont trop petits pour être très instructifs. Excepté en temps d'épidémie, et excepté dans les grandes villes, les statistiques mensuelles sont assurément préférables. Aussi un certain nombre de villes, et notamment Paris et Marseille, font à la fois une publication hebdomadaire et une publication mensuelle. Le *Bulletin hebdomadaire* de Marseille est très rudimentaire, mais son *Bulletin mensuel* est toujours intéressant. A mon avis, la périodicité mensuelle est la plus instructive.

Nous avons montré l'utilité d'établir d'après des bases uniformes : 1° la statistique des vivants; 2° la statistique des décès. Elles sont également indispensables. La statistique des vivants ne peut être établie qu'une fois tous les cinq ans, à la suite du recensement. Quant à celle des décès, elle doit être adressée au ministère à des dates rapprochées et régulières. La périodicité mensuelle me paraît être la meilleure, Il importe que le cadre de cette feuille mensuelle soit uniforme pour toutes les villes. Voici le modèle qui me paraît devoir être recommandé (voir le tableau, page 916).

Ces bulletins, envoyés chaque mois au ministère du commerce, y seraient conservés; ils donneraient une idée aussi parfaite que possible de l'état sanitaire des différentes parties du territoire. Au bout de l'année, ils formeraient une collection précieuse. Les résultats des 12 mois, totalisés et synthétisés sous différentes formes feraient connaître quelles sont les villes salubres et celles où les progrès sont nécessaires ; ils montreraient contre quelles maladies elles ont surtout à se défendre.

Enfin de combien de problèmes démographiques la statistique des causes de décès, même limitée aux villes, ne nous donnerait-elle pas la clef! Pourquoi les enfants, et surtout ceux de 1 à 5 ans, sont-ils effroyablement moissonnés dans tous les départements riverains de la Méditerranée? Quelles sont les

VILLE de

Statistique sanitaire du mois de ..... 188 .

Population de fait de la commune d'après } ...... habitants.
le dernier recensement. . . . .

Naissances . . . .
Enfants placés en nourrice dans la commune. .
     —   hors de la commune.
Mort-nés . . . .

LÉGITIMES   ILLÉGITIMES   TOTAL
m. f.   m. f.   m. f. TOTAL.

NUMÉROS D'ORDRE

CAUSES DES DÉCÈS.

DE 0 à 1 AN — légit. illégit. — m. f. | 1 à 4 ans — 5-9 — 10-14 — 15-19 — 20-24 — 25-29 — ETC. — Plus de 80 ans — TOTAL — m. f.

1 Fièvre typhoïde.
2 Variole. . . . .
3 Scarlatine . . .
Etc. Etc. . . .

Causes des décès par grandes divisions administratives de la ville : cantons, arrondissements, ou autres[1].
I II III IV TOTAL.

1. Il n'échappera pas au lecteur que les cinq petites colonnes de droite constituent la partie la moins nécessaire de ce tableau.

causes de mort bizarres qui sévissent sur cette partie de la France et qui respectent au contraire le reste du Midi ? Pourquoi les jeunes Français de 20 à 30 ans sont-ils soumis à une mortalité exceptionnellement élevée, tandis que les jeunes femmes de cet âge y sont beaucoup moins sujettes ? Mais que de questions encore ont été laissées sans réponse, faute d'une statistique des causes de décès ! Il suffit de feuilleter un des ouvrages de mon père, par exemple l'*Atlas de démographie de la France*, pour les voir surgir à chaque carte.

Les efforts très méritoires qui sont faits dans un grand nombre de villes pour y instituer une statistique mortuaire complète permettront de trouver la solution de tant de douloureux problèmes, si l'administration centrale leur donne l'unité de direction nécessaire, si ces renseignements, provenant de sources différentes, sont uniformes, s'ils sont centralisés avec régularité et enfin s'ils sont publiés.

P.-S. — Le besoin d'uniformité que nous pressentions dans cet article n'a pas tardé à se faire sentir : depuis qu'il a été écrit, le ministère du commerce a envoyé une seconde circulaire pour demander aux villes que les états statistiques envoyés fussent rédigés selon un modèle unique.

Malheureusement, cette circulaire ne vise aucun des points que nous avons indiqués dans notre article. Elle se contente de prescrire le cadre ci-après, qui ne nous paraît pas heureux, car il joint les deux inconvénients suivants : il est incommode pour les municipalités qui voudront le remplir, et il n'est pas très instructif (voir le tableau, p. 918).

Ce cadre pèche à la fois par excès et par défaut. Il ne comporte pas les distinctions des âges dont nous avons rappelé plus haut la nécessité, et il réclame la distinction des jours de décès, qui nous paraît inutile. Enfin, les maladies qui y sont visées nous paraissent bien peu nombreuses ; la phthisie, le plus triste fléau de l'humanité, n'y figure pas ; pourtant, cette maladie est peut-être celle qui mesure le mieux l'état de malaise d'une population.

Il est visible que les rédacteurs de ce cadre ont été entraînés par le souvenir des statistiques relatives au choléra. En temps de choléra, le nombre quotidien des décès sert à mesurer l'intensité de l'épidémie, parce que cette maladie se juge en quelques jours ou en quelques heures. Aussi bien emploie-t-on, en temps d'épidémie cholérique, des moyens d'informations plus prompts que les

MINISTÈRE DU COMMERCE

DÉPARTEMENT

VILLE d

Population : ——— habitaants.

Mois ———

QUINZAINE.

BUREAU DE LA POLICE SANITAIRE ET INDUSTRIELLE

BULLETIN BI-MENSUEL

DES DÉCÈS OCCASIONNÉS PAR MALADIES ÉPIDÉMIQUES

CAUSES DES DÉCÈS	NOMBRE DE DÉCÈS DE MINUIT A MINUIT																TOTAUX.	OBSERVATIONS
	1. 16.	2. 17.	3. 18.	4. 19.	5. 20.	6. 21.	7. 22.	8. 23.	9. 24.	10. 25.	11. 26.	12. 27.	13. 28.	14. 29.	15. 30.	31.		
MORTALITÉ TOTALE. .																		
Fièvre typhoïde. . . .																		
Variole.																		
Diphtérie-croup . . .																		
Scarlatine.																		
Coqueluche																		
Rougeole																		
Dysenterie.																		
Diarrhée des enfants .																		
Cholérine																		
Choléra.																		
Autres affections épidé miques :																		

N. B. — Ce Bulletin, dressé *conformément au modèle ci-dessus*, doit être envoyé, *dans les cinq jours* qui suivent l'expiration de la quinzaine, au Ministère du Commerce, sous le timbre du *Bureau de la police sanitaire et industrielle*, par l'intermédiaire de MM. les Préfets.

VU ET CERTIFIÉ EXACT :

——— , le

Le Maire,

Bulletins nosologiques mensuels ou bi-mensuels dont il est ici question.

Ces *Bulletins nosologiques* sont destinés à renseigner l'administration sur la fièvre typhoïde et autres maladies propres à notre pays. Il n'en est aucune qui fasse autant de victimes que le choléra ni qui les tue en aussi peu de temps; il est donc inutile de connaître jour par jour le nombre des décès.

Il y a eu à Marseille 26 décès par fièvre typhoïde au mois d'avril dernier; voilà le renseignement important, car il montre une grande fréquence de cette fièvre. Mais qu'est-ce que cela fait qu'il y ait eu 2 décès le 1er avril, point de décès le lendemain, et un le surlendemain? Ces renseignements ne servent pas. Supposons même une épidémie considérable de fièvre typhoïde; les chiffres quotidiens ne seront jamais que très peu élevés, variant d'un jour à l'autre selon les fluctuations du hasard, et sans règle constante. Ils offriront d'autant moins d'intérêt que les principales maladies de notre pays ne causent la mort qu'au bout d'un temps plus ou moins long, généralement assez variable.

Si la distinction des jours de décès est peu instructive, elle n'en constitue pas moins un assez gros travail. Il vaudrait beaucoup mieux employer le temps qu'on y consacre à distinguer l'âge des décédés.

Ainsi que nous l'avons indiqué dans notre article, c'est là un renseignement de première importance pour éviter d'être le jouet des illusions.

Enfin, quoique la circulaire de M. le ministre du commerce ait pour but d'amener l'uniformité des différents *Bulletins nosologiques*, elle est loin d'assurer cette uniformité si désirable. Une Instruction beaucoup plus détaillée, je dirai même minutieuse, est nécessaire pour atteindre ce but, et pour avoir, sans plus de travail, un ouvrage beaucoup plus parfait. Notre article a pour but d'indiquer les principaux paragraphes qu'elle doit contenir.

J. B.

COLLABORATEURS DE LA *REVUE D'HYGIÈNE*

COLLABORATEURS FRANÇAIS

MM.

Gavarret, professeur à la Faculté de médecine. — Théophile Roussel, membre de l'Académie, sénateur. — Henri Gueneau de Mussy, membre de l'Académie. — Ulysse Trélat, professeur à la Faculté de médecine. — Tarnier, chirurgien en chef de la Maternité. — E. Perrin, membre de la Commission des logements insalubres. — E. Trélat, professeur au Conservatoire des arts et métiers. — Alf. Fournier, agrégé de la Faculté, médecin de l'hôpital Saint-Louis. — Ern. Besnier, médecin de l'hôpital Saint-Louis. — François-Frank, directeur adjoint du laboratoire de physiologie au Collège de France. — Javal, directeur du laboratoire d'ophthalmologie à la Sorbonne. — Gariel, ing. des ponts et chaussées, agrégé de la Faculté. — Magitot, membre de la Société de chirurgie. — Marty, professeur de chimie au Val-de-Grâce. — Hudelo et Urbain, répétiteurs à l'École centrale. — Trasbot et Nocard, professeurs à l'École d'Alfort. — Hahn, bibliothécaire adjoint de la Faculté de médecine. — Zuber et du Cazal, professeurs agrégés d'épidémiologie et d'hygiène au Val-de-Grâce. — Budin, chef de clinique d'accouchements. — Dally, professeur à l'école d'anthropologie. — Magnan, médecin de l'asile Sainte-Anne. — Magnier de la Source, préparateur du laboratoire de chimie biologique. — A.-J. Martin, secrétaire général adjoint de la Société de médecine publique. — Henry Liouville, député, professeur agrégé à la Faculté de médecine. — Thévenot, ancien professeur de clinique chirurgicale à l'Université de Santiago (Chili). — H. Huchard, médecin des hôpitaux. — Dujardin-Beaumetz, membre de l'Académie de médecine et du Conseil d'hygiène de la Seine. — Ch. Girard, directeur du laboratoire municipal de la Ville de Paris. — J.-A. Pabst, chimiste.— Richard, agrégé au Val-de-Grâce, auditeur au Comité consultatif d'hygiène publique de France.— P. Miquel, chef du laboratoire de micrographie à l'observatoire de Montsouris.

Rollet, professeur d'hygiène à la Faculté de Lyon. — Layet, professeur d'hygiène à la Faculté de Bordeaux. — Leudet, directeur de l'école de médecine de Rouen. — A. Lacassagne, professeur de médecine légale à la Faculté de Lyon. — Marvaud, agrégé libre du Val-de-Grâce. — Drouineau, membre du Conseil d'hygiène de la Rochelle. — Gibert, membre du Conseil d'hygiène du Havre. — Rabot, docteur ès sciences, secrétaire du Conseil d'hygiène de Seine-et-Oise. — Clément, médecin des hôpitaux de Lyon. — Arnould, professeur d'hygiène à la Faculté de médecine de Lille.

COLLABORATEURS ETRANGERS

MM.

De Chaumont, professeur d'hygiène à l'école de Netley. — Dr Siegel, conseiller médical de la ville de Leipzig. — Dr Huebner, secrétaire de la Société de salubrité publique de Russie. — Dr Rauchfuss, médecin en chef de l'hôpital des enfants à Saint-Pétersbourg. — Dr Kuborn, membre de l'Académie de médecine, président de la Société de médecine publique de Belgique. — Janssens, inspecteur du service de santé, directeur du bureau d'hygiène de Bruxelles. — Pacchiotti, professeur à la Faculté de médecine de Turin. — G. Bergman, professeur agrégé d'hygiène à l'Université d'Upsal (Suède). — Lubelski, médecin du consulat français, à Varsovie. — Félix, professeur d'hygiène à la Faculté de médecine de Bukarest. — Dunant, professeur d'hygiène à la Faculté de médecine de Genève. — H. Selmer, médecin adjoint au bureau d'hygiène de Copenhague. — De Patrubany, médecin inspecteur en chef de la ville de Buda-Pesth. — Dr Van Overbeek de Meijer, professeur d'hygiène et de médecine légale à l'Université de l'État d'Utrecht. — Dr Da Silva Amado, professeur d'hygiène à la Faculté de médecine de Lisbonne. — Dr Ch. A. Cameron, professeur d'hygiène à l'Université de Dublin. — J. Sormani, professeur d'hygiène à l'Université de Pavie. — Dobroslavine, professeur d'hygiène à la Faculté de Saint-Pétersbourg. — Villaret, médecin de l'armée allemande à Berlin.

La REVUE D'HYGIÈNE est l'organe officiel de la Société de médecine publique et d'Hygiène professionnelle, qui y publie ses mémoires et les comptes rendus de ses séances. — Un exemplaire de la Revue est servi par la Société à chacun de ses membres titulaires. — Prière d'adresser tout ce qui concerne la rédaction à M. le Dr Vallin, 5, avenue de Messine, Paris.

REVUE
D'HYGIÈNE

ET DE

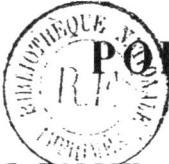

POLICE SANITAIRE

RÉDACTEUR EN CHEF :

M. E. VALLIN, membre de l'Académie de médecine, médecin principal de première classe, secrétaire du Comité consultatif d'hygiène publique de France.

MEMBRES DU COMITÉ DE RÉDACTION

MM. J. BERGERON, membre de l'Académie de médecine et du Comité consultatif d'hygiène de France, médecin honoraire des hôpitaux.

A. DURAND-CLAYE, ingénieur en chef des ponts et chaussées, professeur à l'École des ponts et chaussées et à l'École des beaux-arts.

GRANCHER, professeur à la Faculté de médecine, médecin des hôpitaux, auditeur au Comité consultatif d'hygiène de France.

H. NAPIAS, secrétaire général de la Société de médecine publique, inspecteur général des services administratifs au ministère de l'intérieur, auditeur et secrétaire adjoint du Comité consultatif d'hygiène de France.

A. PROUST, inspecteur général des services sanitaires, professeur à la Faculté de médecine, membre de l'Académie de médecine, médecin des hôpitaux.

J. ROCHARD, ancien inspecteur général et président du Conseil supérieur de santé de la marine, membre de l'Académie de médecine et du Comité consultatif d'hygiène de France.

SECRÉTAIRE DE LA RÉDACTION : A.-J. MARTIN,
Auditeur au Comité consultatif d'hygiène de France.

HUITIÈME ANNÉE. — 1886.

PARIS

G. MASSON, ÉDITEUR

LIBRAIRE DE L'ACADÉMIE DE MÉDECINE

Boulevard Saint-Germain et rue de l'Éperon

EN FACE DE L'ÉCOLE DE MÉDECINE

13° (jeudi, 17 juin). M. CHEYSSON. — *Les logements ouvriers* (*Sera publiée*).

14° (samedi, 19 juin). M. J. BERTILLON. — *Les mouvements de la population de Paris.* — Jamais on n'a fait de la statistique autant d'usage qu'à notre époque; tout en s'en servant beaucoup, jamais on n'en a dit tant de mal, fait observer en commençant M. J. Bertillon. On s'en sert beaucoup, parce que l'on sent le besoin d'appliquer aux sciences collectives (hygiène, sociologie, économie, etc.) les méthodes d'observation et d'expérience qui ont donné dans l'étude de la nature de si merveilleux résultats. On se convainc de jour en jour que les plus beaux raisonnements n'ont aucune valeur tant qu'ils n'ont pas reçu le contrôle de l'observation. Or, l'observation des collectivités, c'est la statistique; c'est pourquoi on en fait grand usage, et on en dit beaucoup de mal; tantôt par rancune et lorsqu'elle donne tort à des raisonnements qu'on aimait à croire justes; tantôt, et encore c'est le cas le plus fréquent, parce qu'on n'a pas su s'en servir.

Un point essentiel, pour ne tirer de la statistique que des inductions vraies, est de procéder avec méthode et de se servir de chiffres suffisamment détaillés. Les chiffres d'ensemble sont trompeurs, lorsqu'on ne sait pas chercher de quels éléments ils se composent.

La statistique parisienne est plus propre qu'aucune autre à mettre dans l'erreur un statisticien novice. Elle est plus propre qu'aucune autre aussi à nous enseigner comment on peut se garer des fausses apparences des chiffres.

Dans le tableau qui suit, on compare les mouvements de population de France et de Paris en se bornant à considérer les chiffres les plus généraux :

Pour 1000 habitants (1878-1882).

	PARIS	FRANCE
Combien de mariages en un an.	8.8	7.5
— naissances —	26.1	24.9
— décès —	24	22.5

Ne semble-t-il pas, à l'aspect de ces chiffres d'ensemble, que la population parisienne soit dans une situation excellente ? Plus de mariages qu'en France, plus de naissances, à peine un peu plus de décès; voilà qui est très consolant ! Et pourtant, M. Bertillon va pouvoir montrer tout à l'heure, au moyen des mêmes chiffres mieux utilisés, que les Parisiens ont peu de goût pour le mariage ; que, une fois mariés, ils ont peu d'enfants ; et qu'enfin ils sont moissonnés par une forte mortalité !

Cela ne veut pas dire « qu'avec les chiffres, on dit ce que l'on veut », — parole d'ignorant, — car en vérité les chiffres ci-dessus n'ont pas deux interprétations ; mais cela veut dire que, pour utiliser la statistique, il faut connaître la manière de s'en servir, ce qui n'est d'ailleurs pas difficile.

I. *Des progrès de la population parisienne.* — La ville de Paris a profité d'une série d'annexions de territoires dont il importe tout d'abord de se rendre compte.

Le tableau en est reproduit à la page ci-contre :

On verra par ce tableau que l'accroissement de Paris a été naguère assez lent. Trois siècles séparent Philippe-Auguste de Henri IV, et dans cet intervalle, Paris ne fait que doubler d'étendue, et passe de 252 à 567 hectares. Telle était la superficie de « Paris, la grand'ville » dont parle la vieille chanson. Le seul arrondissement de Montmartre est presque aussi grand.

Un siècle plus tard, sous Louis XIV, Paris a doublé d'étendue, et la nouvelle enceinte porte sa superficie à 1,104 hectares.

Un siècle encore après, sous Louis XVI, et la superficie a encore triplé ; elle est portée à 3,370 hectares. C'est à peu près la superficie du territoire contenu dans les boulevards dits *extérieurs*.

Enfin, de nos jours, la superficie de Paris atteint 7,802 hectares.

			hect. ares
1er siècle	. . . .	Ile de la Cité	15,23
13e —	. . . .	Enceinte de Philippe-Auguste.	252,87
15e —	(commencement) .	Charles VI	439,18
16e —	(fin)	Enceinte de Henri IV	567,82
17e —	(fin)	Sous Louis XIV, démolition de l'enceinte	1.103,91
1728.	. . . .	Nouvelle fixation de l'enceinte.	1.337,08
1788.	. . . .	Construction d'une nouvelle clôture.	3.370,36
19e siècle	. . . .	Accroissements partiels . . .	3.437,90
1861.	. . . .	Les bornes de la ville sont fixées au mur d'enceinte, construit de 1841 à 1847 .	7.802 »

Sur la population de Paris pendant les siècles qui ont précédé le nôtre, on a des renseignements beaucoup plus rares que sur sa superficie, car les premiers recensements français ne datent que du commencement de ce siècle,

Cependant le recensement, par *feux*, de 1328 porte leur nombre dans « les villes de Paris et Saint-Marcel » à 61,098, ce qui suppose environ 250,000 habitants.

Ce premier recensement étant mis à part, on peut dire que, avant l'an 1800, on ne connait la population parisienne que par des évaluations certainement inexactes ; car si on les tenait pour exactes, il faudrait admettre que la population de Paris a diminué dans le courant du xviiie siècle, ce qui est parfaitement invraisemblable.

Au reste, voici les chiffres :

Population de Paris.

1328 (Recensement par feux)	250.000 (?)
1700 (Evaluation).	720.000 (?)
1762 —	600.000 (?)
1784 — (Necker)	620.000 (?)
1800 (Recensement à domicile)	547.756
1817 (Recencement à domicile et nominatif) . .	713.966
1831 — — . . .	785.862
1836 — — . . .	868.438
1841 — — . . .	935.261

1846 (Recensement à domicile et nominatif)	. .	0.153.897
1851	—	—	. . . 1.053.262
1856	—	—	. . . 1.174.346
1861	—	—	. . . 1.696.741
1866	—	—	. . . 1.825.274
1872	—	—	. . . 1.851.792
1876	—	—	. . . 1.988.806
1881	—	—	. . . 2.269.023

Il convient de remarquer que, jusqu'en 1881, on ne comptait que la population de *droit* (domiciliée, absente ou présente).

En 1881, on a compté, en outre, la population présente, toujours inférieure à la précédente, parce qu'elle n'est pas sujette aux doubles emplois. Cette population *de fait* s'élevait en 1881 à 2,239,928 habitants.

Le recensement du 30 mai dernier évalue cette même population à 2,255,000 habitants environ; mais ce n'est là qu'un chiffre provisoire probablement inférieur à la vérité.

Ce qui résulte de tous les chiffres qui précèdent, c'est que la population augmente avec une grande rapidité. Elle augmente par immigration; c'est là ce qui la caractérise, et c'est sur quoi il faut insister, car le seul fait de cette immigration doit nous faire soupçonner la cause de la contradiction signalée tout à l'heure entre la vraie signification des chiffres et leur signification apparente.

II. — *Origine de la population parisienne.* — Sur les bulletins individuels qui servent au recensement se trouve une question relative au lieu de naissance des recensés.

Voici les résultats que donne cette partie du recensement :

Sur 1000 *habitants de Paris* (1881).

Combien sont nés dans le département de la Seine. . .	369
— dans un autre département ou colonie.	565
— à l'étranger.	75
	Total.	1.000

Ainsi un tiers seulement des habitants de Paris sont nés à Paris.

Ce résultat n'a rien de surprenant pour qui a étudié la statistique des grandes villes. Dans tous les pays de l'Europe, les campagnes émigrent vers les villes. On entend souvent dire que c'est là un mal spécial à notre pays : non, le mal (si mal il y a) est général; c'est un besoin de notre époque, c'est une conséquence du grand développement de l'industrie et de quelques autres causes encore.

Ainsi, pour n'en citer qu'un exemple, à Berlin, il n'y a que 40 0/0 des habitants qui soient nés à Berlin.

Ce qui doit surprendre davantage, c'est la grande proportion des individus nés à l'étranger. On ne retrouve cette proportion dans aucune des grandes villes de l'Europe. A Berlin, par exemple, il n'y a que 13 habitants sur 1,000 qui soient nés hors de l'empire allemand. Même dans les villes où plusieurs langues sont simultanément répandues et où les étrangers trouvent un accès plus facile, même dans les ports de mer, la proportion des étrangers est moindre qu'à Paris. Ainsi, à Budapest, sur 1,000 habitants, 14 sont nés à l'étranger; à Trieste, ville polyglotte et grand port de mer, la proportion n'est que de 13.

Cependant, si élevé que soit à Paris le nombre des immigrés « nés à l'étranger », il est très inférieur à celui des « individus de nationalité étrangère », parce que beaucoup d'entre ceux-ci sont nés sur notre sol. Et, en effet, le recensement de 1881, qui a compté 167,414 « nés à l'étranger », nombre déjà considérable, n'a pas compté moins de 264,000 étrangers (soit 118 pour 1,000 habitants).

Voici quelle est la nationalité de la plupart d'entre eux :

Nationalité des étrangers habitant Paris (1881).

Belges.	45.281
Allemands	31.190
Italiens	21.577
Suisses.	20.810
Anglais	10.789
Hollandais.	9.250

Les autres nationalités sont beaucoup moins répandues à Paris.

Il y aurait encore beaucoup à dire sur les étrangers fixés à Paris; il y aurait à rechercher combien quittent la ville et combien y sont à demeure, combien se font naturaliser, quels changements leur présence introduit peu à peu dans la race, dans les mœurs, etc., enfin et surtout quels sont leurs moyens d'existence et s'ils apportent à la France un élément de force ou de faiblesse. Mais ce sujet éloignerait du but poursuivi dans cette conférence; d'ailleurs, plusieurs des questions qui viennent d'être posées ne pourront être élucidées qu'à l'aide du recensement du 30 mai 1886, qui apportera sans doute quelque lumière dans cette question.

Ce qu'il faut retenir de ces explications relatives à l'origine de la population parisienne, c'est que Paris est une ville d'immigrés provenant soit de la province, soit de l'étranger.

C'est en effet ce fait de l'immigration perpétuelle qui différencie surtout la population parisienne de celle du reste de la France.

III. — *Composition de la population par âges à Paris.* — De ce que Paris est une ville d'immigrés, résulte ce fait que Paris est une ville d'adultes. Et en effet ce n'est ni dans l'enfance, ni dans la vieillesse que l'on vient chercher du travail dans notre grande ville; c'est à l'âge adulte. Non seulement les enfants ne viennent guère à Paris, mais beaucoup de ceux qui naissent dans cette ville s'empressent de la quitter, parce qu'ils sont mis en nourrice en province. Sur 58,410 enfants nés pendant 1883, 17,243 ont été mis en nourrice quelques jours après leur naissance et ont presque tous quitté Paris. Pas plus que les enfants, les vieillards ne viennent volontiers s'établir à Paris, et beaucoup, au contraire, quittent la ville pour aller, comme le bonnetier légendaire, planter des choux dans quelque campagne. Ainsi Paris reçoit beaucoup d'adultes et expédie au dehors une bonne partie de ses enfants et de ses vieillards. Vous voyez que j'avais raison de dire que Paris est une ville d'adultes. C'est ce que montrent les chiffres suivants:

Sur 1,000 *habitants, combien de chaque groupe d'âges* (1881)?

	PARIS.	FRANCE.
0-14 ans.	200	267
15-59 ans.	723	610
60- ω ans.	77	123
Total.	1,000	1,000

De là vient, comme on le verra tout à l'heure, que les mariages et les naissances paraissent nombreux à Paris et les décès assez rares, quoique ce soit en réalité le contraire qui soit vrai.

La composition par âges d'une population a une telle importance qu'il convient d'en pousser l'étude aussi loin que possible, par exemple quartier par quartier. On peut diviser les arrondissements en trois catégories : 1° les dix premiers arrondissements, qui sont les arrondissements du centre, habités par une population plutôt aisée; 2° les XIe, XIIe, XIIIe, XIVe, XVe arrondissements, que l'on désigne par l'expression de faubourgs du Sud; 3° les XVIIe, XVIIIe XIXe et XXe arrondissements, ou faubourgs du Nord. Ces faubourgs sont habités plus généralement par une population ouvrière et peu aisée. Il faut compter à part l'arrondissement de Passy.

Le tableau ci-après montre quelle grande différence existe entre les quartiers du centre et les faubourgs. Les enfants, certes, ne sont pas nombreux dans les faubourgs, mais ils sont encore plus rares au centre de la ville. Quant aux vieillards, ils sont rares dans tout Paris ; si le XVIᵉ arrondissement en contient un peu plus que les autres, c'est seulement à cause de plusieurs maisons de retraite (Sainte-Périne, etc.) qui se trouvent sur son territoire.

Sur 1,000 habitants, combien de chaque groupe d'âge (1881)?

	10 premiers arrond.	Faubourgs du sud.	Faubourgs du nord.	XVIᵉ arr. (Passy).	Paris.
0-14 ans. . .	168	219	239	184	200
15-59 ans. . .	751	707	690	701	723
60-ω ans. . .	81	74	71	115	77
TOTAL . . .	1,000	1,000	1,000	1,000	1,000

IV. — *Mouvements de la population à Paris.* — *Nuptialité.* — Cette composition de la population parisienne donne la clef de la contradiction signalée au début de cette conférence. En effet, si les mariages paraissent nombreux à Paris, c'est parce que les adultes y sont nombreux, et que l'âge adulte est celui où l'on se marie. Mais que l'on compare la fréquence des mariages parmi ces adultes à ce qu'elle est en France parmi un même nombre d'adultes, on trouvera que Paris perd aussitôt sa supériorité apparente.

Sur 1,000 habitants, il y a 7 mariages en France, et il y en a 9 à Paris. Oui, mais les 1,000 habitants de France à qui se rapportent ces 7 mariages sont en partie des enfants et des vieillards incapables de se marier ; on ne doit donc pas être surpris si ces 1,000 habitants, dont une partie est incapable de se marier, ne produisent que 7 mariages.

Comparons le nombre des *mariages* au nombre des seuls *mariables*, on aura des rapports comparables. On trouve ainsi que, sur 1,000 hommes de 18 à 60 ans et mariables, c'est-à-dire célibataires ou veufs, il y a en France 65 mariages en un an, et à Paris 54 seulement.

C'est ainsi que les mêmes chiffres prennent un aspect tout différent, suivant qu'on les interroge bien ou mal. Mais comment distinguer un rapport bien calculé d'un rapport mal pris ? La règle à suivre est bien simple.

Lorsqu'on veut apprécier le degré de fréquence d'un phénomène statistique, la question qu'on doit se poser ressemble assez (qu'on me pardonne la comparaison) à celle que se pose un jeune grammairien quand il cherche le sujet d'une phrase. Par exemple, pour chercher le sujet de cette phrase : « Pierre épouse Louise, » le grammairien se demande : « Qui est-ce qui épouse ? C'est Pierre. » C'est donc Pierre le sujet de la phrase. Le statisticien doit se faire une question analogue. S'agit-il d'apprécier un nombre de mariages pour une population donnée, la question à se faire est celle-ci : « Quelles sont les personnes susceptibles de faire un mariage ? » La réponse est toute simple : ce sont les célibataires adultes et les veufs, car il est bien clair que ni les enfants ni les gens déjà mariés ne peuvent contracter mariage. Divisons donc le nombre des mariages par le nombre des mariables, et nous aurons un rapport utile et instructif. De même pour tous les autres rapports statistiques ; il faut sans cesse comparer les effets à leurs causes productrices.

Natalité. — S'agit-il de naissances, la question à se faire est celle-ci : « Quelles sont les personnes susceptibles de *produire* une naissance ? » Evidemment ce sont les adultes, car ni les enfants ni les vieillards ne peuvent *produire* une naissance. Ce sont, plus simplement encore, les femmes adultes. Comparons donc le nombre des naissances au nombre des seules femmes adultes, et l'on aura un rapport instructif. Sur 1,000 habitants, il y avait en France 25 naissances, et à Paris 26. Mais ce rapport est incorrect, car sur 1,000 personnes, beaucoup sont incapables de procréer à cause de leur âge. Ces incapables, enfants ou vieillards, sont moins nombreux à Paris qu'en France ; de là seulement la supériorité apparente de Paris.

Si l'on compare le nombre des naissances au nombre de femmes adultes, on s'aperçoit vite de l'erreur. Sur 1,000 femmes de 15 à 50 ans, il y a en France 98 naissances, et à Paris il n'y en a que 83, nombre tout à fait insuffisant (1878-1882).

Remarquons, en passant, l'extrème faiblesse de ces chiffres. En Allemagne, le rapport précédent s'élève à 140, et même à 150 dans quelques régions. En Angleterre, il est de 136. En aucun pays, il n'approche de la faiblesse que nous observons dans notre pays. Quoique bien restreinte, la natalité française est supérieure encore à celle que l'on voit à Paris.

Les observations qui précèdent sont résumées dans le tableau ci-contre (page 613). On y trouvera, en outre, les éléments du calcul.

Mortalité. — S'agit-il enfin d'apprécier la fréquence des décès, la question à se faire pour savoir à quel chiffre on doit comparer leur nombre est plus simple encore que dans les cas précédents : « Qui est-ce qui est susceptible de *produire* un décès ? » Hélas ! nous sommes tous susceptibles de produire un décès. C'est donc au nombre total des vivants qu'il convient de comparer le nombre des décès.

Comparaison des mouvements de l'état civil à Paris
et dans l'ensemble de la France.

	PARIS.	FRANCE.	OBSERVATIONS.
Nombre d'habitants présents (1881)	2,239,928	37,405,290	
Nombre d'hommes célibataires ou veufs de 18 à 60 ans.	363,255	4,282,311	
Nombre de femmes de 15 à 50 ans (1881).	701,865	9,473,802	
Nombre moyen annuel des mariages (1878-1882). . .	19,812	280,908	
Nombre moyen annuel des naissances (1878-1882) . .	58,433	933,489	
Sur 1,000 habitants combien de mariages ?	8,8	7,5	La situation de Paris *paraît* meilleure que celle du reste de 'la France.
Sur 1,009 habitants combien de naissances ?	26,1	24,9	
Sur 1,000 hommes célibataires ou veufs de 18 à 60 ans, combien de mariages ?	54,6	65,6	*En réalité,* la situation de Paris est notablement plus mauvaise.
Sur 1,000 femmes de 15 à 50 ans, combien de naissances ?	83,2	98,5	

Cela est vrai, mais aussi certaines catégories de population sont très visiblement plus sujettes à produire des décès que les autres : les jeunes enfants, les vieillards sont incomparablement plus sujets à la mort que les adultes. Donc, lorsque nous comparons la mortalité de deux populations, nous devons tout d'abord, et avant de chercher d'autre explication aux différences constatées, nous demander si elles sont comparables quant à la composition par âges. Entre Paris et la France, il existe à cet égard de grandes différences. C'est donc âge par âge qu'il faut calculer la mortalité de ces deux populations lorsqu'on veut la comparer.

On trouve à la page suivante un tableau calculé par l'auteur du premier *Annuaire statistique de la ville de Paris.*

On y voit qu'à chaque âge la différence est grande entre la mortalité parisienne et celle de la France. C'est à peine si les chiffres d'ensemble trahissent cette différence si constante et si notable. On a vu plus haut pourquoi cette différence si grande ne se traduit guère lorsqu'on ne distingue pas les âges. Paris contient surtout des adultes ; or, les adultes, même exposés à de grandes chances de mort, fournissent moins de décès que les vieillards et les enfants même les mieux soignés. On ne doit donc pas être surpris que la population parisienne fournisse assez peu de décès, quoique ses chances de mort soient grandes à tous les âges.

Sur 1,000 habitants de chaque âge, combien de décès (1874-1878) ?

	FRANCE.	PARIS.
0- 5 ans	64	102
5-10	6	9
10-15	4	5
15-20	6	7
20-25	8	9
25-30	9	11
30-40	10	13
40-50	12	16
50-60	19	25
60-70	40	49
70-80	96	111
80-90	194	206
0-ω	22	23

Si l'on ramenait la mortalité de chaque âge à Paris à n'être pas plus forte que celle de la France en général, Paris compterait chaque année 11,000 décès de moins. Telle est la consommation de vies humaines que fait chaque année la grande ville. En réalité, la vie parisienne est plus nuisible encore à la population française ; ce chiffre dit le nombre de ceux qu'elle tue, mais les rapports de natalité permettent d'évaluer le nombre de ceux qu'elle empêche de naître.

Conclusion. —En résumé, M. Bertillon, après avoir dit comment, pour arriver à des rapports concluants en statistique, il faut sans cesse comparer les effets à leurs causes productrices, a montré que si l'on procède ainsi, l'on voit que la population parisienne n'a pas de goût pour le mariage, qu'elle produit peu de naissances, et qu'elle fournit beaucoup de décès [1].

1. Ceci n'est que la première partie de cette conférence ; la seconde partie a été consacrée à l'étude des causes de la mortinatalité des enfants illégitimes (voir la *Revue d'hygiène*, 1884, p. 893). La troisième partie a été consacrée à l'augmentation de la fréquence des maladies épidémiques à Paris (voir la *Revue d'hygiène* 1884, p. 887). L'auteur ayant déjà traité ces deux sujets dans la *Revue*, il lui a paru inutile d'y revenir ici.

ÉTAT SANITAIRE COMPARÉ
DES PRINCIPALES VILLES D'EUROPE EN 1885,

ET PROJET DE BULLETIN SANITAIRE UNIFORME POUR
LES VILLES FRANÇAISES.

Par M. le Dr Jacques BERTILLON,

Chef des travaux statistiques de la Ville de Paris,
Membre du Conseil supérieur de statistique.

L'un des *Tableaux mensuels de statistique de la Ville de Paris* (p. 14) indique mois par mois l'état sanitaire de 22 villes françaises et de 70 villes étrangères. C'est la première fois qu'un travail de ce genre est édité dans une publication officielle française. Nous nous proposons d'analyser ici quelques-uns des résultats de ce tableau en ce qui concerne 1885.

Fièvre typhoïde. — Cette fièvre est plus fréquente dans les villes françaises que dans la plupart des villes étrangères. A Reims (151 décès pour 100,000 hab.) et à Nancy (133 décès pour 100,000 hab.), elle a régné à l'état épidémique[1]. A Marseille (149 décès pour 100,000 hab.), sa fréquence est toujours

---

1. Dans ces deux villes, la fièvre typhoïde a sévi depuis juillet jusqu'en décembre. La fièvre typhoïde d'ailleurs est toujours fréquente à Nancy.

très considérable[1]. Ce n'est pas la seule preuve d'insalubrité que nous donnera ce grand port.

Après ces trois villes, les villes de France les plus éprouvées ont été Toulouse (79 décès pour 100,000 hab.) et le Havre (74 décès pour 100,000 hab.)

Vient ensuite Paris (63 décès). Cette fréquence — qui est grande, nous le verrons mieux encore quand nous passerons à l'étude des villes étrangères — est presque une bonne fortune pour Paris. Cette ville, en effet, après avoir compté pendant longtemps 50 décès par fièvre typhoïde pour 100,000 habitants, a vu brusquement doubler la fréquence de cette fièvre à partir de 1880 ; l'année 1885, si chargée qu'elle soit, est beaucoup moins mauvaise à ce point de vue que les années précédentes[2]. C'est ce que montrent les chiffres suivants :

Pour 100,000 habitants, combien de décès par fièvre typhoïde à Paris?

1865	64	1870	132	1875	53	1880	59
1866	53	1871	243	1876	102	1881	, 87
1867	48	1872	54	1877	61	1882	143
1868	51	1873	56	1878	40	1883	88
1869	54	1874	43	1879	53	1884	67
			1885[3]	59			

Lyon n'a présenté que 42 décès par fièvre typhoïde pour

1. Il est juste de reconnaître que, en 1885, un grand nombre de décès par fièvre typhoïde proviennent à Marseille du camp du Pas-des-Lanciers, où régna une épidémie dont on n'a pas perdu le souvenir. Les militaires malades étaient évacués sur Marseille, et c'est dans cette ville qu'ont été enregistrés les morts. Déduction faite de ces militaires, reste la proportion très élevée de 100 décès environ pour 100,000 habitants. Ce chiffre est habituel à Marseille (105 en 1884; 139 en 1883, etc.).

2. Ajoutons que les six premiers mois de 1886 ont été plus favorables encore.

3. Dans ces chiffres, nous ne comptons pas, conformément à une tradition ancienne à Paris, les décédés provenant des communes suburbaines, qui ne sont venus à Paris que pour s'y faire soigner dans les hôpitaux. Cependant, en vertu d'une décision du Congrès international de Budapest, ces décédés sont toujours comptés dans les statistiques urbaines. Il est donc nécessaire de les compter dans une comparaison internationale. De là vient que nous comptons 63 fièvres typhoïdes à Paris pour 100,000 habitants, quand nous comparons Paris aux autres villes, et seulement 59 quand nous comparons Paris à lui-même.

Nous opérerons de même pour les autres maladies.

100,000 habitants. Mais parmi les grandes villes de France, celles qui présentent le moins de décès sont Saint-Etienne (20 décès), Nantes (27), et les grandes villes du Nord, Lille (18 décès), Amiens (39 décès), Douai (4 décès, soit 14 pour 100,000 hab.), Dunkerque (9 décès, soit 27 pour 100,000 hab.). Ces proportions, que nous sommes obligé de regarder comme modérées, lorsque nous les comparons à celles du reste de la France, nous paraîtront beaucoup moins remarquables lorsque nous passerons à l'étude des villes étrangères.

À Bruxelles, la proportion n'a été que de 19 pour 100,000 habitants. En Hollande, elle a été moindre encore ; elle n'a été que de 11 à Amsterdam, de 16 à la Haye, de 7 à Rotterdam.

Parmi les grandes villes d'Allemagne, il n'en est que deux ou trois qui aient eu les chiffres plus forts que les villes les plus favorisées de France. À Berlin, la proportion n'a été que de 17, à Munich de 18, à Nuremberg de 9, à Stuttgard de 15, à Magdebourg de 21, à Leipzig de 16, à Dresde de 15. Les villes les plus chargées sont trois villes maritimes du Nord : Kœnigsberg 38, Dantzig 33, Hambourg 32. Ces chiffres paraîtraient satisfaisants dans une ville française. Il nous faut citer aussi Strasbourg, où la proportion s'élève à 31.

À Vienne, la fréquence de la fièvre typhoïde n'a été que de 14 ; elle a été de 26 à Budapest, et de 31 à Prague.

Les villes scandinaves paraissent plus favorisées encore : à Copenhague, la proportion des décès par fièvre typhoïde n'a été que de 8, à Christiania de 9, à Göteborg de 22, et à Stockholm de 16.

Dans la même région, Saint-Pétersbourg a compté 90 décès par fièvre typhoïde pour 100,000 habitants.

En Angleterre, la rareté de la fièvre typhoïde à Londres a été souvent remarquée par les hygiénistes français (17 décès pour 100,000 hab.). Plusieurs autres villes ont présenté des proportions aussi faibles : Birmingham 17, Bradfort 18, Brighton 16, et Bristol 9 seulement. Parmi les villes anglaises qui ont été assez favorisées en 1885, on peut encore citer Manchester (21), Nottingham (22), Sheffield (24), et Glasgow (25). Quelques autres villes ont eu des résultats moins bons :

Liverpool 31, Édimbourg 34, Cardiff 38, Belfast 35. Mais ces chiffres, quoique moins favorables que ceux des autres villes, passeraient pour satisfaisants en France. Deux villes seulement, parmi celles que j'ai sous les yeux, ont été aussi atteintes que Paris : ce sont Dublin (55) et Portsmouth (70).

Les villes américaines présentent des résultats analogues : New-York 26, et sa voisine Brooklyn 23, Baltimore 38, Phila-delphie 64, et la Nouvelle-Orléans 16.

Ainsi dans aucun des pays étrangers que je viens d'énumérer nous ne trouvons de villes ayant autant de fièvres typhoïdes que nos grandes villes françaises.

Aucune, notamment, n'approche de Marseille.

L'Italie et surtout l'Espagne nous offriront pourtant des exemples de fréquence analogue. A Rome, la mortalité par fièvre typhoïde a été de 44 pour 100,000 habitants ; à Turin, elle a été de 68. Ces chiffres sont de ceux que l'on rencontre en France.

En Espagne, les résultats sont plus tristes encore : Barce-lone 157, Grenade, 159, Saragosse, 186. Mais ces chiffres peu-vent exciter peut-être quelque défiances.

Je discuterai un peu plus loin l'exacte valeur des chiffres que je viens de citer. Cependant il importe de dire dès à présent que, dans son ensemble et malgré quelques imperfec-tions, le tableau que je viens de tracer de la fréquence de la fièvre typhoïde en Europe est conforme à la vérité.

Variole. — La variole est beaucoup plus rare en Allemagne qu'en France.

La variole est une maladie tellement irrégulière dans les mouvements de sa fréquence, qu'il est indispensable, pour for-muler sur elle des règles ayant quelque valeur, d'avoir des résultats portant sur une très longue période.

En 1885, la variole a causé une épidémie très meurtrière[1] à Marseille (329 décès, soit 91 pour 100,000 hab.). La fré-

---

1. Cette épidémie, qui a commencé en juin et juillet, a été, comme on sait, plus terrible encore pendant les premiers mois de 1886.

quence de la variole a été presque aussi forte qu'elle l'avait été à Paris pendant l'épidémie de 1880.

Alger (29 décès pour 100,000 hab.), Toulouse [1] (18), Saint-Etienne (16), et Reims (12) ont présenté également un assez grand nombre de cas de variole. A Paris, la fréquence a été faible (194 décès, soit 9 pour 100,000 hab.).

Assurément la variole a été peu grave dans notre pays, sauf à Marseille.

Mais en Allemagne, et c'est sur ce point que je veux insister, les cas de variole sont si peu nombreux qu'on peut dire que, en vérité, cette maladie n'y existe pas. Il est étonnant que dans une très grande capitale comme Berlin, comptant presque un million et demi d'habitants, il n'y ait eu en tout que 5 décès par variole, soit une fraction infime pour 100,000 habitants. Deux ports de mer allemands, Brême et Kœnigsberg, ont eu 2 décès par variole ; les autres villes allemandes n'en ont pas eu du tout, excepté Munich où il y en a eu 14. On peut donc dire que la variole, en Allemagne, n'existe pas.

Tel a été le résultat de la vaccine, non seulement obligatoire, mais obligée.

Mais si la variole ne s'est pas montrée en Allemagne, elle a été très répandue en 1885 dans les villes austro-hongroises dont les résultats nous sont connus. A Vienne, une épidémie a causé 875 décès (soit 114 pour 100,000 hab.). A Budapest, 177 décès (soit 41 pour 100,000 hab.). A Prague, 76 décès (soit 28 pour 100,000 hab.). Et il convient d'ajouter que, dans ces villes, les chiffres que nous venons de citer ne sont pas très exceptionnels.

En Angleterre, où la vaccine est obligatoire, et où la pénalité contre les réfractaires est exactement appliquée, la variole a été plus rare qu'en France, mais pourtant moins exceptionnelle qu'en Allemagne. La plupart des villes anglaises n'en ont pas. Mais Londres compte 22 décès sur 100,000 habitants, Liverpool 8, et Manchester 10, dus à cette cause.

---

1. Il n'y a eu à Toulouse de décès par variole que pendant les six premiers mois de l'année.

Parmi les villes où la variole a eu une notable fréquence en 1885, il faut citer Bâle (109 décès pour 100,000 hab.), Rome (71), Turin (52), Odessa (75).

Rougeole. — La rougeole est une des maladies qui augmentent le plus régulièrement à Paris. En 1865, elle ne causait que 19 décès pour 100,000 habitants. Dans les années suivantes, elle s'est élevée petit à petit, et finalement, en 1885, elle a atteint le chiffre de 70.

On verra par le tableau suivant la marche de cette funèbre progression :

Pour 100,000 habitants à Paris, combien de décès par rougeole ?

1865 19	1870 42	1875 34	1880 44
1866 45	1871 32	1876 44	1881 40
1867 34	1872 31	1877 33	1882 45
1868 34	1873 30	1878 32	1883 49
1869 27	1873 33	1879 43	1884 67

1885 [1] 68

La fréquence de la rougeole dans les villes de France varie entre les deux termes extrêmes que nous avons observés à Paris[2]. A Saint-Étienne (13 décès pour 100,000 hab.), à Lyon (28), à Marseille (26), au Havre (20), à Amiens (23) la fréquence a été au moins aussi faible qu'elle l'était à Paris il y a vingt ans. Au contraire, Lille (67), Nancy (98), Reims (80), Troyes (54), Limoges (70), sont aussi frappés que l'est actuellement Paris.

La rougeole semble avoir été au moins aussi répandue dans les villes anglaises que dans celles de la France. A Londres, la proportion est semblable à celle de Paris : 72 pour 100,000 ha-

---

1. Voir la note, p. 830.
2. Deux exceptions pourtant : la rougeole a causé dans la petite ville de Bar-le-Duc (dont la statistique est tenue avec le plus grand soin par M. le Dr Ficatier) jusqu'à 35 décès, ce qui est beaucoup pour 15,600 habitants, et à Dunkerque, le nombre des décès dus à cette fièvre s'est élevé à 121, soit 331 pour 100,000 habitants. Cette épidémie a duré de juillet à octobre.

bitants [1]. A Liverpool, la seconde ville de la Grande-Bretagne, elle est beaucoup plus élevée (124); Glasgow, presque aussi grande que Liverpool, présente 85 décès pour 100,000 habitants; Cardiff, 196; Dublin, 83; Belfast, 270. Il faut encore citer Bristol (73), Nottingham (55) et Sheffield, (68).

Mais toutes les villes anglaises, même parmi les plus grandes et les plus manufacturières, ne sont pas aussi frappées: Birmingham (28), Leeds (6), Édimbourg (8) sont des villes très grandes et très laborieuses où la rougeole fait très peu de victimes. Il y faut joindre Brighton (30), Bradfort (16) et enfin Portsmouth, où la rougeole n'existe pour ainsi dire pas.

Les villes allemandes ont présenté entre elles des inégalités très grandes aussi, mais moindres que celles qui séparent les villes anglaises. Les ports du Nord, Dantzig (127) et Kœnigsberg (169), dont on peut rapprocher les ville de Brême (91) et de Hanovre (75), ont présenté des proportions élevées.

A Berlin, la proportion a été de 31; c'est celle que l'on observait à Paris il y a quinze ans, mais dans notre ville elle a doublé depuis cette époque. A Dresde, elle a été également de 32, et à Leipzig, de 36. A Munich, elle a atteint 56, et à Magdebourg, 47.

Les chiffres ont été plus faibles à Francfort-sur-le-Mein (26 décès pour 100,000 hab.), à Hambourg (13), à Nuremberg (12).

Plusieurs villes allemandes ont des chiffres si faibles qu'on en chercherait en vain de semblables dans les villes françaises. A Breslau, ville de 300,000 habitants, il n'y a eu que 6 décès par rougeole. A Stuttgart, il n'y en a eu que 9.

Enfin Strasbourg n'a présenté également que 10 décès par rougeole.

A Vienne, la proportion (38) a été un peu plus forte qu'à Berlin; elle a été de 42 à Budapest, et de 13 seulement à Prague.

---

1. Dans l'appréciation des chiffres suivants, il faut tenir compte de ce fait, que les villes anglaises et allemandes contiennent plus d'enfants que les nôtres, par conséquent plus de sujets susceptibles de contracter la rougeole.

La fréquence de la rougeole n'a été que de 23 à Bruxelles, mais elle s'est élevée à 248 à Liège.

Scarlatine. — Dans l'étude des trois fièvres précédentes nous avons remarqué l'état d'infériorité des villes françaises. En ce qui concerne la scarlatine, c'est le contraire qui résulte de nos chiffres. Cette fièvre, qui cause peu de décès chez nous, a été beaucoup plus meurtrière en Allemagne, en Angleterre, aux États-Unis et dans les villes scandinaves.

La seule ville de France où la scarlatine ait eu une fréquence notable a été Marseille (23 pour 100,000 hab.). Cette fréquence, qui paraît forte chez nous, serait considérée comme moyenne en Allemagne ou en Angleterre. A Paris, la fréquence de la scarlatine a été de 9.

A Londres, cette fréquence a été de 17, et cette capitale est une des villes anglaises les moins frappées par cette fièvre. A Leeds elle a fait 63 victimes pour 100,000 habitants, 33 à Liverpool, 32 à Sheffield, 56 à Glasgow, 50 à Dublin, 47 à Belfast. Les proportions ont été moindres à Birmingham (7), à Bristol (11), à Édimbourg (12). Les autres villes s'éloignent peu du chiffre de Londres.

Dans les villes américaines dont nous avons les chiffres, nous les trouvons plus élevés encore qu'en Angleterre. A New-York, la proportion monte à 40; elle est de 54 à Brooklyn; à Philadelphie, elle est de 39 ; elle descend au niveau de Londres à Baltimore (17) et à la Nouvelle-Orléans (18).

Dans les villes allemandes, nous trouvons des chiffres comparables à ceux des villes anglaises. A Berlin, la proportion a été de 32 décès pour 100,000 habitants. Elle a été plus forte encore à Dantzig (61) et à Hambourg (45). Dresde (42) et Leipzig (26) ont eu également des proportions élevées qu'on retrouve à peu de chose près dans toutes les villes allemandes dont les chiffres nous sont connus. Il est remarquable que Strasbourg est la ville où la proportion a été la plus faible, n'ayant compté que 6 décès par scarlatine.

Cette fièvre a été assez fréquente dans les villes de Belgique et de Hollande.

Les quatre villes scandinaves se font remarquer par la grande fréquence de la scarlatine. Christiania, notamment, en a présenté cette année plus de cas qu'aucune ville d'Europe (131 décès pour 100,000 hab.).

Coqueluche. — Quoique cette maladie soit une des calamités de l'enfance, et qu'elle cause beaucoup de décès, elle ne figure pas dans toutes les nomenclatures.

Il résulte de nos chiffres que sa fréquence a été beaucoup plus forte dans les villes anglaises que dans la plupart des villes françaises.

A Paris, elle a causé 12 décès pour 100,000 habitants, à Lyon, 9. Sa fréquence a été beaucoup plus grande à Lille (58) et à Douai (86), tandis que Dunkerque est resté presque exempt. Le Havre (47), Reims (52), Nancy (44) présentent des proportions élevées.

Mais ces chiffres paraissent faibles à côté de ceux de l'Angleterre. A Londres la proportion a été de 61 ; à Liverpool, de 68 ; à Manchester, de 67 ; à Glasgow de 103. Les autres villes anglaises présentent des chiffres analogues.

Les villes américaines présentent des proportions moindres.

La proportion s'élève à 30 à Berlin et à Hambourg, à Leipzig (29) et à Breslau (34). Elle est moindre à Munich (14), et moindre encore à Strasbourg.

On remarquera les proportions assez élevées obtenues dans les villes scandinaves : Stockholm 46, Göteborg 44, Christiania 40, Copenhague 24.

Diphthérie. — Cette maladie se montre toujours plus rare dans les villes d'Angleterre que dans les villes de France, et plus rare dans les villes de France que dans celles d'Allemagne où elle cause d'affreux ravages.

Toutefois, il ne faudrait pas se fier trop à cet heureux résultat, car la diphthérie est une des maladies qui tendent à augmenter de fréquence à Paris, ainsi que le prouvent les chiffres suivants :

Pour 100,000 *habitants, combien de décès annuels par diphthérie à Paris ?*

1865. . . .	53	1870. . . .	27	1875. . . .	67	1880. . . .	94
1866. . . .	45	1871. . . .	30	1876. . . .	79	1881. . . .	99
1867. . . .	36	1872. . . .	62	1877. . . .	121	1882. . . .	100
1868. . . .	41	1873. . . .	64	1878. . . .	93	1883. . . .	84
1869. . . .	41	1874. . . .	53	1879. . . .	84	1884. . . .	86

1885 [1] 74

La proportion trouvée en 1885 pour Paris aurait donc passé il y a vingt ans pour très forte ; aujourd'hui, il faut la regarder comme favorable. La plupart des villes de France présentent des chiffres analogues à ceux de Paris (80).

En tête, il faut citer encore l'insalubre Marseille avec 98 décès pour 100,000 habitants et Amiens (113 pour 100,000 hab.) où la diphthérie est toujours fréquente, puis Nantes (97) et le Havre (91). Reims (60), Saint-Etienne (60), Toulouse (65), Limoges (55) sont un peu mieux partagés. Mais Lille (26), Douai, Dijon et enfin la seconde ville de France, Lyon (25), présentent seules des chiffres favorables.

Ces chiffres, exceptionnellement bons en France, sont ceux qu'on observe couramment dans les villes anglaises. A Londres, 22 pour 100,000 habitants, à Liverpool, 23, à Glasgow, 22, à Edimbourg, 17, à Manchester, 6, à Leeds, 7, à Dublin, 8 ; telles sont les proportions qu'on rencontre dans les villes anglaises, pour ne citer que les principales d'entre elles. La diphthérie est donc beaucoup plus rare dans les villes anglaises que dans les nôtres, quoique la proportion des enfants y soit notablement plus élevée.

Il n'en est pas de même dans les villes américaines : à New-York, il y a eu 94 décès pour 100,000 habitants ; à Brooklyn, 77 ; à la Nouvelle-Orléans, 59 ; à Baltimore et à Philadelphie, 61 et 62.

Les villes allemandes sont généralement plus frappées encore. A Berlin, la proportion a atteint 155, c'est-à-dire qu'elle a été double de la proportion parisienne : à Dantzig 150, à Kœnigsberg, 176, à Hambourg, 102. Les villes du centre et du sud de

1. Voir la note de la page 830.

l'Allemagne n'ont pas été moins frappées : Dresde 142, Leipzig 137 ; Munich n'a que 71, mais Nuremberg 172, Magdebourg 105, Stuttgart 105. Parmi les villes de l'empire que nous avons sous les yeux, il n'y en a que quatre qui présentent des chiffres comparables à ceux des villes françaises : ce sont Hanovre (46), Brême (30), Breslau (65) et enfin la grande ville alsacienne, Strasbourg (55).

Les villes scandinaves ont été encore plus frappées : Christiania a présenté 434 décès (soit 340 pour 100,000 hab.) Stockholm (122 pour 100,000 hab.) Göteborg (105). Copenhague a compté 57 décès par 100,000 habitants.

Phthisie pulmonaire. — La fréquence de cette terrible maladie nous décide à en parler ici ; mais nous ne donnons nos chiffres qu'avec réserve : les comparaisons sont ici particulièrement délicates, les moindres différences dans la façon de compter ayant sur les chiffres de fortes influences [1].

De toutes les villes de France, celle où la phthisie fait le plus de victimes est le Havre (494 décès pour 100,000 hab.) Puis vient Lille (463) et ensuite Paris (453).

La proportion observée dans les villes de France est généralement plus faible. Elle s'élève à 361 à Nancy et à 340 à Reims, villes dont la statistique est très soigneusement tenue. Dans les autres villes, elle s'éloigne peu des chiffres qui précèdent. Elle n'a été que de 310 à Bar-le-Duc, 312 à Amiens, et

1. Nous ne comptons pas à Paris comme phthisiques les individus atteints de tuberculose d'autres organes ou de tuberculose généralisée (au nombre de 1,511 en 1885), des rubriques spéciales leur étant réservées ; cependant il est certain qu'un grand nombre d'entre eux avaient des tubercules du poumon. Le chiffre de 10,163 phthisiques n'est donc pas tout à fait complet. La même manière de compter est usitée dans presque toutes les villes, mais non pas dans toutes ; de là des différences qui ne sont pas négligeables.

Nous comptons à Paris comme phthisiques les individus notés comme décédés de *bronchite tuberculeuse, spécifique, bacillaire, pneumonie caséeuse, phyme*, etc. Cette synonymie très variée amène peut-être des confusions et des omissions dans d'autres villes.

Un certain nombre de villes confondent sous une seule rubrique toutes les tuberculoses. Nous n'avons pas tenu compte de ces chiffres dont la signification est trop élastique.

enfin de 240 seulement à Saint-Étienne, dont la statistique est dirigée par M. Fleury.

Elle est beaucoup plus faible à Londres (205), contrairement à une opinion généralement répandue.

Elle est de 346 à Berlin, ce qui met cette ville dans une situation bien préférable à celle de Paris.

Les ports de Dantzig (266) et de Kœnigsberg (213) se distinguent par la faiblesse de leurs chiffres. Breslau (361) et Hambourg (309) sont également dans une situation favorable. Dresde (390) et Leipzig (363) présentent des chiffres moyens, mais Munich (387) et surtout Nuremberg (475) présentent des chiffres très élevés.

Ils sont plus élevés encore à Vienne (677) et à Buda-Pesth (642) où la phthisie fait chaque année un nombre considérable de victimes.

Les villes de Suisse présentent des chiffres généralement favorables.

Saint-Pétersbourg a compté 553 décès par phthisie pour 100,000 habitants; la proportion a été beaucoup plus faible dans les villes scandinaves.

Nous résumons les observations qui précèdent par les tableaux ci-après, pages 841, 842 et 843 (tableau I).

On peut reprocher à nos chiffres de ne porter que sur la seule année 1885, et en effet cette année est la seule que nous ayons voulu considérer ici. Néanmoins pour donner à nos conclusions un caractère plus général, et pour permettre de distinguer parmi nos proportions précédentes celles qui s'éloignent de la normale de celles qui la confirment, nous publions le tableau ci-après (page 843) où se trouvent, pour 25 villes principales de l'étranger, des proportions se rapportant à plusieurs années d'observation.

Conclusions générales. — Nous avons établi plus haut : 1° Que la fièvre typhoïde a été en général plus fréquente dans les villes de France que dans les villes anglaises, allemandes, flamandes, scandinaves, suisses et américaines. Nous avons remarqué la fréquence exceptionnelle que cette fièvre conserve toujours à Marseille.

Tableau I. — *Pour 100,000 habitants, combien de décès en 1885 ?*

VILLES	FIÈVRE TYPHOÏDE	VARIOLE	ROUGEOLE	SCARLATINE	COQUELUCHE	DIPHTHÉRIE	PHTHISIE
Alger..................	42	29	193	2	12	133	—
Amiens	39	—	23	1	5	113	312
Bar-le-Duc.............	32	—	225	—	—	58	310
Dijon...	31	—	34	4	—	16	326
Douai.................	14	3	38	10	86	7	332
Dunkerque.............	27	3	331	33	16	84	400
Le Havre..............	74	—	20	3	47	91	494
Lille..................	18	3	67	17	58	26	463
Limoges	41	9	70	—	4	55	411
Lyon	42	2	28	9	9	25	383
Marseille.............	149	91	26	23	16	98	374
Nancy................	122	2	98	14	44	10	361
Nantes...............	27	6	41	2	6	97	363
Paris.................	63	9	70	9	12	79	453
Reims	151	12	80	—	52	60	340
Saint-Étienne	20	16	13	2	13	60	240
Toulouse,.............	79	18	33	2	7	65	—
Troyes...............	72	19	54	—	6	15	337
Belfast...............	35	—	270	47	64	13	427
Birmingham...........	17	3	28	7	60	11	—
Bradfort	18	1	16	22	55	8	—
Brighton..............	16	1	30	6	39	16	—
Bristol...............	9	5	73	11	71	11	—
Cardiff...............	38	2	196	26	112	40	—
Dublin et faubóurgs......	55	0,5	83	50	54	8	347
Edimbourg............	34	—	8	12	51	17	—
Glasgew	25	1	85	56	103	22	—
Leeds................	22	0,6	6	63	46	7	—
Liverpool.............	31	8	124	33	68	23	—
Londres	17	22	72	17	61	22	205
Manchester............	21	10	113	19	67	6	—
Nottingham	22	1	55	14	54	14	—
Portsmouth	70	—	5	4	36	30	—
Sheffield.............	24	3	68	32	72	4	—
Berlin	17	—	31	32	30	155	346
Brême	7	1	91	19	8	30	426
Breslau..............	21	—	2	9	34	73	360
Dantzig	33	—	127	61	—	150	266
Dresde	15	1	32	42	18	142	387

On a mis en italiques les chiffres calculés d'après un nombre de décès très peu considérable.

VILLES	FIÈVRE TYPHOÏDE	VARIOLE	ROUGEOLE	SCARLATINE	COQUELUCHE	DIPHTHÉRIE	PHTHISIE
Francfort-sur-Mein........	36	—	26	12	1	58	417
Hambourg.................	32	—	13	45	30	102	309
Hanovre..................	10	—	75	21	—	46	371
Kœnisberg...............	38	1	169	20	—	176	213
Leipzig..................	16	—	36	26	29	137	363
Magdebourg..............	21	—	47	22	20	105	332
Munich..................	18	6	56	25	14	71	413
Nuremberg...............	12	—	12	12	3	172	475
Stuttgard................	9	—	8	4	4	105	317
Strasbourg...............	31	—	9	6	6	55	300
Buda-Pesth..............	26	41	42	9	12	58	612
Prague..................	31	28	13	93	28	50	—
Vienne..................	14	114	38	11	22	60	677
Bruxelles et faubourgs....	19	4	23	20	14	78	307
Liège	32	1	248	12	21	38	310
Amsterdam...............	11	—	49	57	53	48	—
La Haye.................	16	—	2	4	42	80	—
Rotterdam...............	7	—	5	51	30	17	—
Barcelone................	157	6	106	3	8	188	—
Saragosse................	186	3	64	1	18	59	—
Rome....................	44	71	55	6	9	38	174
Turin	68	52	16	23	38	85	250
Odessa..................	31	75	8	17	9	154	—
Saint-Pétersbourg........	90	12	48	53	16	56	553
Copenhague.............	8	3	40	20	24	57	244
Christania...............	9	2	—	131	40	340	330
Göteborg................	22	—	—	94	44	105	342
Stockholm...............	16	—	140	71	46	122	362
Bâle....................	33	109	14	4	59	23	331
Berne...................	17	15	25	—	38	152	430
Genève et faubourgs......	29	6	3	—	4	25	356
Lausanne................	30	16	16	9	12	25	300
Zurich et faubourgs	28	40	2	3	19	50	304
Baltimore................	38	—	3	17	16	61	312
Brooklyn................	23	—	26	54	23	77	297
New-York...............	26	2	61	40	35	94	371
Nouvelle-Orléans.........	16	1	8	18	16	59	394
Philadelphie.....	64	0,3	14	39	14	62	298

Tableau II. — *Pour* 100,000 *habitants combien de décès annuels?*

VILLES.	Période d'observation.	Fièvre typhoïde.	Variole.	Rougeole.	Scarlatine.	Coqueluche.	Diphthérie. Croup.	Phthisie pulmonaire.
Birmingham. . .	1875-1884	28	10	40	77	81	15	»
Bradfort.	1875-1884	32	1	40	86	54	8	»
Brighton. . . .	1875-1884	21	2	34	40	54	6	»
Bristol.	1875-1884	34	5	39	73	55	6	»
Cardiff.	1875-1884	33	3	51	88	43	29	»
Leeds	1875-1884	43	2	42	90	63	8	»
Liverpool . . .	1875-1884	69	17	84	83	87	10	»
Londres	1875-1684	31	26	55	61	80	17	»
Manchester. . .	1875-1884	37	8	61	79	84	9	»
Nottingham . .	1875-1884	38	3	51	85	43	6	»
Portsmouth . .	1875-1884	66	—	52	54	36	34	»
Sheffield. . . .	1875-1884	54	1	36	120	67	7	»
Berlin	1880-1884	28	1	36	60	32	181	329
Breslau	1880-1884	32	2	33	25	18	80	300
Dresde.	1878-1882	17	2	15	41	24	147	377
Francfort s.l.Mein	1882-1884	12	2	14	35	36	41	383
Hambourg. . .	1879-1883	26	—	37	64	44	72	312
Leipzig	1878-1882	29	—	22	30	35	75	368
Munich	1880-1884	27	3	62	38	36	128	406
Stuttgart. . . .	1882-1884	19	—	61	19	41	69	275
Vienne.	1880-1884	21	64	26	31	20	63	685
Buda-Pesth. . .	1876-1881	82	73	46	49	4	227	764
Christiania. . .	1870-1879	1	—	23	52	23	22	225
Stockholm. . .	1876-1885	35	1	32	91	28	82	384
Bruxelles . . . (sans les faub.)	1878-1882	37	13	37	6	32	18	385

2° La variole (exceptionnellement fréquente cette année à Marseille) a d'ailleurs été bénigne cette année en France. En Angleterre elle est beaucoup plus rare. Elle n'existe pas en Allemagne, ce qu'on ne peut attribuer qu'à la vaccine, non seulement obligatoire, mais encore obligée.

3° La rougeole, qui fait à Paris d'incessants progrès et qui y est devenue une cause de mort redoutable, varie beaucoup d'une ville à l'autre et ne se prête pas à des conclusions générales nettement évidentes.

4° La scarlatine a été rare dans les villes de France (Marseille excepté). Elle est beaucoup plus fréquente dans les villes anglaises, allemandes, flamandes et surtout dans les villes scandinaves et dans les villes américaines.

5° La coqueluche a été plus répandue dans la plupart des villes anglaises que dans celles de France.

6° La diphthérie est beaucoup plus fréquente dans la plupart des villes d'Allemagne que dans celles de France; mais elle est moins fréquente encore dans les villes anglaises. On remarque la fréquence de cette maladie dans plusieurs villes scandinaves.

PROJET DE BULLETIN SANITAIRE UNIFORME POUR LES VILLES FRANÇAISES. — Nous croyons les conclusions générales qui précèdent conformes à la vérité, et pourtant nous reconnaissons la valeur des objections qu'on peut leur faire. Une statistique plus détaillée pourrait seule les faire tomber : elle pourrait faire plus encore et nous instruire sur les causes qui amènent entre les villes de si fortes différences.

La principale objection qu'on puisse faire à nos chiffres résulte de ce que l'âge des décédés et des vivants n'y est pas distingué. Si une ville contient deux fois plus d'enfants qu'une autre, il n'est nullement surprenant qu'elle présente deux fois plus de cas de rougeole ou de diphthérie. Il est vrai que cela n'empêche pas les villes anglaises, qui comptent généralement plus d'enfants que les villes françaises, d'avoir cependant moins de diphthérie. Il n'en est pas moins vrai que le défaut de distinction des âges gêne singulièrement les comparaisons et les vicie quelquefois.

J'en ai donné un exemple frappant aux lecteurs de la *Revue d'hygiène* (juillet 1886) dans ma conférence sur les mouvements de population à Paris. Ce sont même les considérations que j'y ai développées et qui m'ont empêché de calculer pour chaque ville la mortalité générale sans distinction d'âge, rapport qui me paraît avoir peu de valeur.

Si l'on veut s'éclairer sur les différences qui existent, au point de vue de la salubrité entre les différentes villes de France, il faut donc avant tout commencer par distinguer l'âge des décédés, avec autant de détail que possible, soit par exemple, par groupes quinquennaux d'âge, ainsi que je l'ai proposé l'année dernière dans la *Revue d'hygiène* (1885, p. 903). Si ce détail n'est pas possible, il faut du moins établir une distinction sommaire des âges; la division la plus grossière serait encore préférable à l'incertitude où nous met la confusion de tous les âges entre eux.

Il faudrait en outre étendre à quelques autres causes de décès l'enquête dont nous venons d'étudier les résultats en ce qui concerne sept maladies seulement. Les maladies qu'il importe le plus d'étudier sont, outre les maladies épidémiques, celles qui sont les plus meurtrières. Le ministre du commerce, sous l'inspiration du comité d'hygiène, avait envoyé, l'année dernière, une circulaire excellente que nous avons reproduite ici même, pour demander que son administration fût informée des causes de mort des différentes villes de France. Malheureusement, en même temps qu'il recommandait avec juste raison que les relevés fussent uniformes, il indiquait un cadre qui, à notre avis, péchait à la fois par excès et par défaut. Par défaut, car les âges n'y étaient pas distingués; par excès, car la date exacte des décès, distingués jour par jour, y était demandée sans grande utilité.

Nous pensons que l'initiative excellente prise par le ministre du commerce porterait de meilleurs fruits s'il modifiait sa circulaire dans le sens que nous venons d'indiquer et que nous allons préciser.

De la distinction des âges. Ce point est capital, je l'ai déjà dit. La statistique parisienne distingue les âges par groupes de 5 ans, en mettant à part la première année de la vie [1] : 0-1 an; 1-4 ans; 5-9 ans; 10-14 ans, etc.

Si l'on trouve cette nomenclature des âges trop longue, on peut y substituer des périodes de 10 ans, en mettant à part la première année de la vie : 0-1 an; 1-9 ans; 10-19 ans; 20-

---

1. La première année de la vie doit toujours être mise à part non seulement parce qu'elle fournit plus de décès qu'aucune autre période de la vie humaine, mais encore à cause de la difficulté de connaître la population vivante de cet âge.

29 ans, etc. Cette division d'âges est excellente. Si on la trouve encore trop longue, on peut l'abréger encore : 0-1 an; 1-19 ans ; 20-39 ans; 40-59 ans; 60 à la fin de la vie.

Voilà donc trois types de divisions d'âge entre lesquels on peut choisir. Il est très nécessaire d'en adopter un.

De la distinction des causes de mort. La statistique parisienne distingue 159 causes de décès qui forment (en comptant quelques subdivisions) 180 rubriques.

Un si grand détail pourrait effrayer les municipalités auxquelles on le proposerait. Mais on peut sans difficulté réduire cette nomenclature. Le Congrès de démographie de la Haye a fait cette réduction et a recommandé aux villes et autres administrations qui veulent publier des statistiques sommaires, une nomenclature ne comprenant que 48 affections.

On peut réduire cette nomenclature davantage encore. Les quatre cinquièmes des décès sont dus seulement à une quinzaine de maladies. Qu'on y joigne les maladies épidémiques les plus importantes à connaître, et que l'on compte les autres décès sous la rubrique « autres causes », on aura ainsi un total d'une vingtaine de rubriques qui suffiront à rendre un compte très exact de l'état de la santé publique.

Voici les rubriques que nous proposons, avec indication du nombre de décès qu'elles ont causés à Paris en 1885 :

Principales causes de mort, et nombre de décès
qu'elles ont produit à Paris en 1885.

Fièvre typhoïde	1,412	Maladies organiques du cœur	2,961
Variole	194	Bronchite aiguë	1,307
Rougeole	1,564	Bronchite chronique	2,147
Scarlatine	198	Pneumonie	4,208
Coqueluche	272	Diarrhée infantile, athrepsie	4,124
Diphthérie et croup	1,786		
Choléra asiatique	—	Fièvre puerpérale	272
		Débilité congénitale	1,140
Phthisie pulmonaire	10,163	Sénilité	1,436
Autres tuberculoses	1,511	Morts violentes	1,503
Cancer	2,308	Autres causes de décès	
		Causes restées inconnues	
Méningite simple	2,090		
Congestion et hémorrhée cérébrales	2,821		43,417

Ainsi, voilà 21 maladies parfaitement définies, qui causent à elles seules 43,400 décès sur les 54,616 décès survenus à Paris en 1885. Nous avons le droit de dire que lorsqu'on les connaît, on est parfaitement éclairé sur les conditions de salubrité d'une ville. Ce sont là les vingt fléaux de l'humanité ; les autres maladies sont des accidents trop rares pour mériter, pour ainsi dire, l'attention de l'hygiéniste.

Ce sont donc ces vingt maladies dont il importe de connaître la marche. Ce sont celles que nous inscrirons sur le bulletin modèle que nous recommandons à l'attention de l'administration[1].

Nous n'insisterons pas sur la nécessité d'indiquer sur ce bulletin le nombre des naissances et le nombre des mises en nourrices. Nous avons établi dans la *Revue d'hygiène* que ces deux renseignements sont indispensables pour apprécier la mortalité d'une ville quelconque. Il est impossible sans eux de se rendre compte de la mortalité des enfants ; or, les enfants fournissant le tiers ou le quart du nombre total des décès, on comprend quelle vive lumière jette sur l'état sanitaire d'une ville la connaissance du nombre des enfants vivants. Nous ne pouvons qu'indiquer ici ce point de vue, l'ayant déjà fait apprécier par nos lecteurs.

Conclusion. — Pour que la circulaire de M. le ministre du commerce, par laquelle les municipalités sont invitées à faire connaître leur état sanitaire, produise des résultats satisfaisants, nous estimons qu'il serait préférable de substituer au modèle adopté par le ministère le modèle suivant, qui est tout aussi simple, et qui rendrait, à notre avis, de meilleurs services.

1. Une instruction complémentaire sera utile pour définir plus exactement le sens des rubriques : la broncho-pneumonie doit-elle être compté sous la rubrique *bronchite aiguë* ou sous la rubrique *pneumonie ?* L'hémiplégie sans cause indiquée doit être comptée à apoplexie cérébrale? La diphthérie suite de scarlatine doit-elle être comptée sous la rubrique *diphthérie* ou sous la rubrique *scarlatine*, etc., etc.

VILLE DE

Population de fait de la commune ⎫
  d'après le dernier recensement ⎬ . . . . .
  (garnison comprise). ⎭

Statistique sanitaire du mois de   *188*   .

	LÉGITIMES		ILLÉGITIMES		TOTAL.		
	M.	F.	M.	F.	M.	F.	Total.
Naissances d'enfants vivants.							
Enfants placés en nourrice dans la commune.							
Enfants placés en nourrice hors de la commune.							
Mort-nés							

Décès survenus dans la commune pendant le mois de 188   .

Nᵒˢ.	CAUSES DE DÉCÈS.	0-1 an	1-10.	20-39.	40-59.	60 et au-dessus.	TOTAL.
1	Fièvre typhoïde. . . .						
2	Variole, etc.						
	. . . .						
	. . . .						
23	Causes restées inconnues.						
	TOTAUX. . . .						

On pourra nous reprocher d'avoir trop réduit ce bulletin.
Il est, en effet, un peu trop court pour nous satisfaire, et nous
avons fait connaître plus haut la nomenclature et les divisions
d'âge que nous préférons. Mais notre but est d'être aussi peu
exigeant que possible, afin d'avoir plus de chance d'obtenir des
municipalités des documents exacts et uniformes, qui nous
permettent de savoir pourquoi telle ville est moissonnée par
telle cause de mort qui ne fait ailleurs que des victimes peu
nombreuses.

TOME IX   20 juin 1887   N° 6

REVUE
D'HYGIÈNE

ET DE

POLICE SANITAIRE

RÉDACTEUR EN CHEF :

M. E. VALLIN, membre de l'Académie de médecine, médecin principal de première classe, secrétaire du Comité consultatif d'hygiène publique de France.

MEMBRES DU COMITÉ DE RÉDACTION

MM. J. BERGERON, secrétaire perpétuel de l'Académie de médecine et membre du Comité consultatif d'hygiène de France, médecin honoraire des hôpitaux.

A. DURAND-CLAYE, ingénieur en chef des ponts et chaussées, professeur à l'École des ponts et chaussées et à l'École des beaux-arts.

GRANCHER, professeur à la Faculté de médecine, médecin des hôpitaux, auditeur au Comité consultatif d'hygiène de France.

H. NAPIAS, secrétaire général de la Société de médecine publique, inspecteur général des services administratifs au ministère de l'intérieur, auditeur et secrétaire adjoint du Comité consultatif d'hygiène de France.

A. PROUST, inspecteur général des services sanitaires, professeur à la Faculté de médecine, membre de l'Académie de médecine, médecin des hôpitaux.

J. ROCHARD, ancien inspecteur général et président du Conseil supérieur de santé de la marine, membre de l'Académie de médecine et du Comité consultatif d'hygiène de France.

SECRÉTAIRE DE LA RÉDACTION : A.-J. MARTIN,
Auditeur au Comité consultatif d'hygiène de France.

LA REVUE PARAIT LE 20 DE CHAQUE MOIS

PRIX DE L'ABONNEMENT :

Paris : 20 fr. — Départements : 22 fr. — Union postale 23 fr.

PARIS

G. MASSON, ÉDITEUR

LIBRAIRE DE L'ACADÉMIE DE MÉDECINE

Boulevard Saint-Germain et rue de l'Éperon

EN FACE DE L'ÉCOLE DE MÉDECINE

SOMMAIRE DU NUMÉRO 6

La REVUE D'HYGIÈNE est l'organe officiel de la Société de médecine publique et d'Hygiène professionnelle, qui y publie ses mémoires et les comptes rendus de ses séances. — Un exemplaire de la Revue est servi par la Société à chacun de ses membres titulaires. — Prière d'adresser tout ce qui concerne la rédaction à M. le Dr Vallin, 5, avenue de Messine, Paris ; et tout ce qui concerne les abonnements ou l'administration, à M. Masson, 120, Boulevard St-Germain.

APPAREILS SANITAIRES
Brevetés S. G. D. G.

A. FLICOTEAUX
INGÉNIEUR-CONSTRUCTEUR
Rue du Bac, 83, PARIS

LAVABOS D'HOPITAUX — à eau courante et à chasse
SYSTÈME ADOPTÉ PAR L'ADMINISTRATION DE L'ASSISTANCE PUBLIQUE

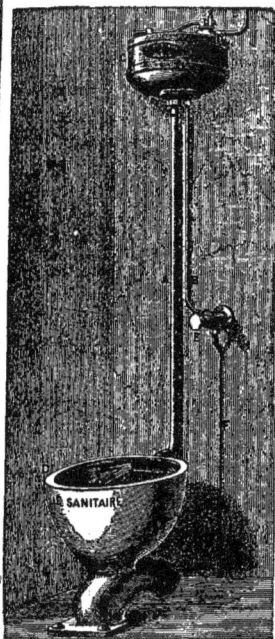

LAVABOS SCOLAIRES
à cuvettes basculantes
TYPES ADOPTÉS POUR LES ÉCOLES DE LA VILLE DE PARIS

MEUBLES LAVABOS
de divers systèmes

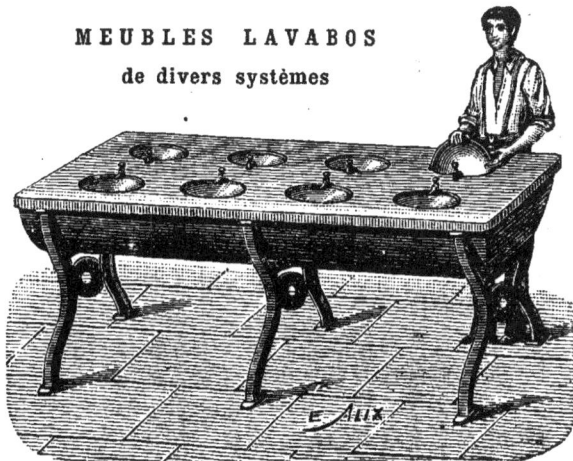

VIDOIRS ET POSTES D'EAU POUR HOPITAUX
AVEC CHASSES DE NETTOYAGE
Urinoirs à pédale et à chasse intermittente

NOUVEAUX APPAREILS AVEC CHASSE
SIÈGE COMMUN ET GARDE-ROBE
ROBINETS DE DIVERS SYSTÈMES : Bornes-fontaines — Bouches d'arrosage

Installation complète
DE
SALLES DE BAINS ET DE DOUCHES

MÉMOIRES

ÉTAT SANITAIRE COMPARÉ

DES PRINCIPALES VILLES D'EUROPE EN 1886,

ET PROGRÈS RÉALISÉS RÉCEMMENT

PAR LA STATISTIQUE SANITAIRE EN FRANCE,

Par le Dr Jacques **BERTILLON**,

Chef des travaux statistiques de la ville de Paris,
Membre du Conseil supérieur de statistique.

J'ai publié l'an dernier, dans la *Revue d'Hygiène*, un travail analogue à celui que je présente aujourd'hui à ses lecteurs. Au moyen de l'une des pages publiées par les *Tableaux mensuels de statistique de la ville de Paris*, j'établissais la situation sanitaire des principales villes de l'Europe, je montrais le grand intérêt d'une telle statistique, et je demandais que l'on assurât l'uniformité des statistiques élaborées par les grandes villes de France [1].

Le succès a dépassé tout ce que j'espérais. L'Académie de médecine m'a fait l'honneur très flatteur et très inattendu de récompenser mon travail par une médaille d'or, et, d'autre part, le comité de direction des services d'hygiène a adopté textuellement toutes mes propositions relatives à l'amélioration de la statistique sanitaire.

Encouragé par ces heureux résultats, je vais recommencer pour 1886 l'étude faite l'an dernier pour 1885, en suivant exactement le même plan [2].

---

1. *Revue d'Hygiène*, 1886. Voir sur le même sujet et par le même auteur, *Revue d'Hygiène*, 1885.

2. Disons une fois pour toutes, et pour éviter de fastidieuses répétitions, que tous les chiffres cités dans cet article répondent à la ques-

I. Statistique sanitaire comparée des principales villes de l'Europe.

Fièvre typhoïde. — Cette fièvre continue à être plus fréquente dans la plupart des villes de France que dans les villes allemandes, anglaises, scandinaves, etc.

Elle a régné à l'état épidémique à Besançon (notamment en mai et juin) (205 décès pour 100,000 vivants), et elle a été très meurtrière (de septembre à décembre) à Troyes (167), et, de janvier à avril, à Toulouse (118). Mais ces deux villes avaient déjà été très éprouvées l'an dernier (Troyes, 72, et Toulouse, 79).

Parmi les villes les plus frappées, signalons Marseille (108), qui toujours atteint un chiffre analogue à celui-ci; l'an dernier, la proportion était de 149, chiffre élevé qu'on attribuait en partie à l'épidémie du Pas-des-Lanciers, dont les malades venaient mourir à Marseille. Cette année, le chiffre traduit très exactement l'état sanitaire de Marseille. Pendant toute l'année, les chiffres mensuels sont restés élevés.

Nancy et Reims, frappés l'an dernier par une épidémie de fièvre typhoïde, présentent, cette année encore, des chiffres assez élevés, quoique plus favorables (Nancy, 65, au lieu de 122; Reims, 64, au lieu de 151). Le Havre reste très atteint (77 décès, au lieu de 74 l'an dernier).

Paris présente le chiffre relativement très favorable de 46 (au lieu de 63 l'an dernier et au lieu de chiffres plus élevés pendant les années antérieures); il y a neuf années que Paris n'a pas enregistré un chiffre aussi bas.

tion suivante : *Pour 100,000 habitants combien de décès* en un an par telle ou telle maladie ?

Qu'il soit entendu aussi que nous mettons entre parenthèses le nom des mois où la maladie considérée a été très fréquente dans la ville nommée. Ainsi, lorsque, parlant de la variole, nous disons : « Budapest (septembre à décembre) 357 » cela signifie que, pour 100,000 habitants, il y a eu 357 décès, mais que la fréquence de la maladie a été encore plus forte en septembre, octobre, novembre et décembre, que pendant le reste de l'année. Nous ne mettrons cette mention que lorsque les différences seront très grandes.

Lille (21 au lieu de 18) et Saint-Étienne (26 au lieu de 20) conservent leur supériorité habituelle.

Les autres grandes villes françaises se rapprochent plus ou moins du chiffre de Paris.

A Bruxelles, la proportion, un peu plus forte que celle de l'an dernier (qui était de 19), a atteint 29; on retrouve cette même proportion à Liège. En Hollande, la proportion a été, comme l'an dernier, très faible : Amsterdam, 16; la Haye, 10; Rotterdam, 7.

En Allemagne, la fréquence de la fièvre typhoïde a été très semblable à celle de l'an dernier, c'est-à-dire qu'elle a été généralement faible. A Berlin, 16 (et en 1885, 17); à Breslau, 12 (au lieu de 21); à Munich, 21 (au lieu de 18); à Nuremberg, 14 (au lieu de 12), à Stuttgart, 10 (au lieu de 9); à Leipzig, 11 (au lieu de 16); à Dresde, 18 (au lieu de 15). Magdebourg, assez frappé dans la seconde moitié de l'année, a été moins favorisé que l'an dernier (44 au lieu de 21). Les trois ports du Nord, Kœnigsberg, Dantzig et Hambourg, étaient en 1885 les trois grandes villes les plus maltraitées de l'Allemagne; Dantzig seul est, en 1886, dans une situation meilleure (21 au lieu de 33). Kœnigsberg atteint 42 (au lieu de 38), et Hambourg 74 (au lieu de 32 l'an dernier). On voit qu'en général les chiffres allemands ont été un peu moins favorables qu'en 1885, mais que néanmoins ils montrent une fréquence de la fièvre typhoïde bien moindre que celle de France.

A Strasbourg, la proportion est descendue de 31 à 21.

A Vienne, elle est restée faible (11 au lieu de 14); elle a atteint 56 (au lieu de 26) à Budapest, et 50 à Prague (au lieu de 31).

Les villes scandinaves conservent leur supériorité : Copenhague, 13 (au lieu de 8); Christiania, 6 (au lieu de 9); Göteborg, 25 (au lieu de 22); Stockholm, 19 (au lieu de 16).

A Londres, la fièvre typhoïde est exactement aussi rare que l'an dernier (17). Les villes anglaises signalées en 1885 pour leur heureuse situation méritent en 1886 le même éloge; ce sont : Birmingham (14 au lieu de 17), Bradford (16 au lieu de 18), Brighton (11 au lieu de 16) et Bristol (14 au lieu de 9).

On peut encore citer Sheffield (20 au lieu de 24), Glasgow (22 au lieu de 25), Nottingham (28 au lieu de 22); mais Manchester a été un peu plus frappé que l'an dernier (33 au lieu de 21); au contraire, Édimbourg l'est moins (15 au lieu de 34). Presque toutes les villes signalées comme assez éprouvées en 1885 le sont encore en 1886; ce sont Liverpool (34 au lieu de 31), Cardiff (69 au lieu de 38), Belfast (50 au lieu de 35), Dublin (46 au lieu de 55), et enfin la plus atteinte des villes anglaises, Portsmouth (91 au lieu de 70). En général, on remarquera combien les chiffres des deux années se ressemblent : les villes épargnées dans l'une sont encore épargnées dans l'autre; et de même les villes très atteintes sont les mêmes dans les deux années. En général, la fièvre typhoïde est plus rare dans les villes anglaises que dans les nôtres.

Il en est de même en Amérique : Brooklyn (18 au lieu de 23), la Nouvelle-Orléans (12 au lieu de 16), sont des villes relativement épargnées; Baltimore (46 au lieu de 38) l'est beaucoup moins; Philadelphie (65 au lieu de 64) continue à être frappée.

De même que l'an dernier, les villes italiennes, espagnoles et russes que nous avons sous les yeux offrent des chiffres élevés : Rome (46 au lieu de 44), Turin (58 au lieu de 68) et Milan (71); ce sont les proportions que nous trouvons communément en France. Grenade (71 au lieu de 159), Saragosse (128 au lieu de 186), sont encore plus atteintes. Saint-Pétersbourg (113 au lieu de 90) et Odessa (49 au lieu de 31) ne sont guère plus favorisées.

On peut résumer cet aperçu de la fréquence de la fièvre typhoïde, en disant que les chiffres de 1886 ressemblent beaucoup à ceux de 1885, et qu'ils montrent que la fièvre typhoïde est plus fréquente dans la plupart des villes françaises que dans celles de l'étranger, et notamment dans celles d'Allemagne et d'Angleterre.

Variole. — Nous remarquions en 1885 que la variole n'existe plus en Allemagne. L'excessive rareté de cette maladie a déterminé les statisticiens allemands à la supprimer dans leurs nomenclatures abrégées, les seules que nous possédions au moment où nous écrivons.

En France, la ville la plus frappée par la variole a été naturellement Marseille, qu'une épidémie terrible, aussi meurtrière que celle de Paris pendant le siège, a ravagée jusqu'en septembre (573 décès pour 100,000 habitants). D'autres villes françaises ont été gravement atteintes : Reims (février-juin) (110) ; Nice (52), qui sans doute s'est ressentie du voisinage de Marseille; Lille (44), Besançon (43), Dijon (24). A Paris, la proportion n'a été que de 10. Saint-Étienne et Toulouse, assez frappées l'an dernier, ont été épargnées en 1886.

En Angleterre, en 1886 comme l'année précédente, c'est par unités que l'on compte les cas de variole. A Londres, la proportion n'a été que de 0,6 décès (pas même un décès) par 100,000 habitants, soit, en chiffre absolu, 24 décès. Tel est le bienfait de la vaccine obligatoire.

Dans les villes américaines, des chiffres insignifiants. Dans celles de la Hollande, pas un seul décès.

Dans les villes scandinaves, pas un seul décès par variole. Là aussi la vaccine est obligatoire.

Passons aux pays où elle ne l'est pas. A Vienne (janvier à mai), 27 décès par 100,000 habitants ; à Prague, 59 ; à Budapest (septembre à décembre), 358.

A Rome, 128 décès; à Milan, 64; à Turin, 15 ; à Saragosse, 221 décès ; à Saint-Pétersbourg, 16 ; à Odessa, 25; à Lausanne, 16; à Zurich, 106. Toutes ces villes avaient été très éprouvées déjà en 1885, et plusieurs, qui sont relativement épargnées cette année (telles que Vienne, ci-dessus nommée, et Bâle), avaient été ravagées par des épidémies terribles.

Rougeole. — Cette maladie, dont la fréquence tend depuis vingt ans à augmenter à Paris, y a sévi pourtant un peu moins en 1886 que l'année précédente (56 au lieu de 70). Elle a continué à être fréquente à Reims (janvier-mars) (84 au lieu de 80), à Limoges (octobre-décembre) (70 dans chacune des deux années). Marseille est frappée par cette fièvre, (janvier-juillet), comme par les autres maladies (52 au lieu de 26 seulement en 1885). Nancy, très frappée l'an dernier, est relativement épargnée cette année (18 au lieu de 98). Au contraire, Amiens a subi, en juillet et août 1886, une petite épidémie (88 au lieu de 23). La plupart des autres villes importantes de France ont des chiffres inférieurs à Paris. Bordeaux se distingue par l'absence presque totale de rougeole.

En Angleterre, la rougeole, exceptionnellement fréquente en 1885, est revenue en 1886 à son taux normal, qui d'ailleurs est plutôt supérieur à ce qu'on observe en France. A Londres, la proportion observée en 1885 était 72 (au lieu de 55, moyenne décennale); en 1886, elle est descendue à 50. A Liverpool, elle avait atteint le chiffre exceptionnel de 124 (au lieu de 84, moyenne décennale); en 1886, elle descend (malgré décembre) à 47. Il en est de même pour les autres villes ; Glasgow avait 85, et n'a plus que 19 (malgré décembre). Cardiff avait 196 (au lieu de 51, moyenne décennale) et n'a plus que 18; Dublin avait 83 et n'a plus que 3; Belfast avait 270 et n'a plus que 10. Bristol avait 73 (au lieu de 39, moyenne décennale) et n'a plus que 46.

Mais parmi les villes favorisées l'an dernier, beaucoup ont vu leur mortalité s'accroître. Non seulement Nottingham, déjà très frappé en 1885 (55, au lieu de 51, moyenne décennale), atteint 79; mais encore Birmingham, qui n'avait que 28 (au lieu de 40, moyenne décennale), atteint 86; Leeds, qui n'avait que 6 (au lieu de 42, moyenne décennale), atteint 71 (novembre et décembre). Édimbourg, qui n'avait que 8, atteint 64 (mars-juillet). Portsmouth, qui n'avait que 5 (au lieu de 52, moyenne décennale), atteint 141, etc.

On voit que la rougeole n'a pas la constance de la fièvre typhoïde, qui reste toujours fréquente dans les mêmes endroits, rare dans les mêmes endroits. La rougeole n'est pas aussi sujette à avoir ses lieux d'élection. En général, on peut dire qu'elle semble un peu plus fréquente dans les villes anglaises que dans celles de France.

La même remarque se fait pour les villes allemandes. Les villes les plus frappées en 1885 sont parmi les plus favorisées en 1886, et réciproquement. Kœnigsberg atteignait, en 1885, le chiffre très élevé de 169 et n'a plus que 2. Dantzig atteignait

127 et n'a plus que 13. Brême atteignait 91 et n'a plus que 10. Hanovre atteignait 75 et n'a plus que 1.

Leipzig (15 au lieu de 36) et Munich (1 au lieu de 56) ont vu de même leur situation s'améliorer.

A Berlin, la proportion était de 31 (au lieu de 36, moyenne de cinq ans), elle monte à 43. A Dresde, elle était de 32, elle monte à 49; Nuremberg, très favorisé en 1885 (12), atteint (avril-juillet) 139 en 1886. On peut dire, en général, qu'en Allemagne, comme en Angleterre, la fréquence de la rougeole a été moindre en 1886 qu'elle n'avait été en 1885.

Strasbourg, qui n'avait eu que 9 décès, atteint la proportion de 44.

Vienne (janvier-juillet) atteint 44 (au lieu de 38 en 1885); Budapest (janvier-avril) 80 au lieu de 42 ; Prague, 141 au lieu de 13.

Liège avait été atteint en 1885 d'une épidémie (248); ce chiffre est descendu à 7 en 1886.

Les villes hollandaises ont été très frappées en 1886 : Amsterdam 78 (au lieu de 49 en 1885), la Haye 115 (au lieu de 2), Rotterdam 93 (au lieu de 5).

Pétersbourg a compté au contraire 102 décès pour 100,000 habitants (au lieu de 48 en 1885). Les villes scandinaves ont été presque complètement épargnées.

En Espagne, Grenade (juillet-octobre) atteint 280, et Saragosse 122.

En Italie, Rome (janvier-avril) atteint 116 (au lieu de 55) ; Milan, 47; Turin, 21.

Scarlatine. — Cette fièvre est toujours rare en France. Cependant à Paris elle a été moins exceptionnelle que d'ordinaire (18 au lieu de 9 en 1885). Les villes les plus atteintes ont été Dijon (31 décès pour 100,000 habitants), Reims (13) et Lyon (13). Il faut remarquer que Dunkerque, qui avait eu 33 en 1885, a encore eu 27 cette année. Marseille, qui avait atteint 23, est descendu à 5. Tous les chiffres qui précèdent doivent être considérés comme faibles.

En Angleterre, nous en trouverons de bien plus élevés, et pourtant ils sont inférieurs à ceux qu'on observe communément en ce pays. A Londres, la proportion a été, comme l'année précédente, de 17 (au lieu de 61, moyenne décennale). A Leeds, ville toujours très frappée par la scarlatine (90, moyenne décennale), la proportion a été de 57 au lieu de 63 en 1885. A Liverpool (83, moyenne décennale), elle a été de 47 (octobre-décembre) au lieu de 33. A Manchester (79, moyenne décennale), elle a été de 44 au lieu de 19; à Bradford (86, moyenne décennale), elle a été de 41 au lieu de 22. Elle a atteint 42 à Sheffield, ville toujours très frappée, 40 à Bristol (octobre-décembre), 52 à Dublin (octobre-décembre), 38 à Belfast, etc.

La scarlatine n'a pas été moins fréquente dans les villes américaines.

En Allemagne, les proportions ont été en général plus fortes qu'en France, mais un peu moindres qu'en Angleterre. La seule ville très gravement atteinte a été Hanovre (285 au lieu de 21 en 1885); Hambourg, toujours très frappé (moyenne de 5 ans, 64) atteint 67 au lieu de 45 l'an dernier. Les autres villes se rapprochent plus ou moins de Berlin, où la proportion a été de 21 (au lieu de 60, moyenne quinquennale).

A Vienne, la proportion n'a été que de 16 (au lieu de 30, moyenne quinquennale). Elle a atteint 35 à Prague, et à Budapest le chiffre considérable de 127 (avril-décembre).

Les villes scandinaves sont toujours très frappées par la scarlatine. Stockolm (moyenne décennale, 90) avait l'an dernier 71 et conserve 37; Christiania (moyenne quinquennale, 52) avait l'an dernier le chiffre effroyable de 131 et conserve 128. Göteborg avait 94 et conserve 53. Copenhague est plus favorisé (13 au lieu de 20).

Saint-Pétersbourg, qui avait déjà 53 en 1885, atteint 93, et Odessa, qui avait 17, atteint 165.

Les villes de Belgique, de Hollande, d'Espagne et d'Italie sont en général épargnées par la scarlatine.

On voit que cette fièvre est plus particulièrement répandue en Autriche, en Allemagne, en Angleterre et dans les pays du Nord.

Coqueluche. — Cette année, comme l'an dernier et comme toujours, nous remarquons que la coqueluche est beaucoup plus fréquente dans les villes d'Angleterre que dans celles de France.

A Paris, elle a causé 25 décès pour 100,000 habitants (au lieu de 12 en 1885). Les villes signalées en 1885 comme assez atteintes le sont encore cette année. Ce sont Lille (38 au lieu de 58 en 1885), Douai (31 au lieu de 86), Dunkerque (60, cette ville était presque épargnée en 1885), le Havre (27 au lieu de 47), Reims (41 au lieu de 52). La plupart des autres villes ont des chiffres très faibles.

Les chiffres anglais sont bien supérieurs. A Londres, la proportion est de 68 (au lieu de 61 l'année dernière et de 80, moyenne décennale). La plupart des villes anglaises présentent des chiffres plus ou moins voisins de celui-là. Manchester 69 (au lieu de 67 en 1885), Glasgow 134 (au lieu de 103), Portsmouth 75, Dublin 69, Brighton 58, etc. Liverpool, qui avait atteint 68 l'année précédente, n'a plus que 26 ; quelques villes présentent des chiffres analogues : Edimbourg, 23 ; Birmingham, 21, etc. Ces villes, qui sont plus favorisées que les autres villes anglaises, passeraient en France pour très atteintes. Pourtant Dundee n'a eu que 5 décès par coqueluche pour 100,000 habitants.

La coqueluche, quoique assez fréquente dans les villes allemandes (où elle est d'ailleurs plus rare qu'en Angleterre), a cessé de figurer sur leurs statistiques provisoires.

A Vienne, sa fréquence a été de 18 (au lieu de 22 en 1885). Elle a atteint à Prague 40 (au lieu de 28). Elle est restée rare à Budapest (10 au lieu de 12 en 1885 et au lieu de 4, moyenne quinquennale).

Elle a été assez fréquente dans les villes de Belgique et des Pays-Bas. Bruxelles, 27 (au lieu de 14 en 1885 et de 32, moyenne quinquennale). Liège, 46 ; Amsterdam, 29, etc. Les mêmes chiffres s'observent dans les pays du Nord. Saint-Pétersbourg, 25 ; Stockholm, 31 ; Göteborg, 26 ; Christiania, 22, etc. Copenhague ne compte que 2 (au lieu de 24 en 1885). Tous ces chiffres ressemblent d'ailleurs plus à ceux qu'on observe en France qu'à ceux de l'Angleterre.

Diphtérie. — Les chiffres de 1886 confirment ce que nous

disions l'an dernier de cette maladie : elle est moins meurtrière
en Angleterre qu'en France, et moins meurtrière en France
qu'en Allemagne, où elle cause de grands ravages.

A Paris, cette maladie, dont la fréquence avait beaucoup
augmenté en 20 ans, présente, depuis quatre ans, une légère
diminution. Elle est, en 1886, de 73 au lieu de 79, en 1885. Les
villes de France où elle s'est montrée fréquente sont à peu
près les mêmes que l'année précédente. A leur tête, il faut citer
l'insalubre Marseille (163 décès pour 100,000 habitants au
lieu de 98 en 1885), puis Amiens (103 au lieu de 113), où
la diphtérie est toujours fréquente (fév.-avril). Le Havre (84
au lieu de 91) présentait déjà l'an dernier un chiffre élevé.
On en doit dire autant de Nantes (janvier) (89 au lieu
de 97), Reims (61 au lieu de 60), Saint-Etienne (61 au lieu
de 60) et Limoges (50 au lieu de 55). Au contraire, Toulouse (34 au lieu de 65) présente une situation meilleure.
Nous avions déjà, l'année dernière, à remarquer la situation
assez bonne de Lille (23 au lieu de 26), de Douai (27 au lieu
de 7), de Dijon (29 au lieu de 16) et de Lyon (38 au lieu
de 25); Nancy (18 au lieu de 10) est, de toutes les grandes villes
de France, la plus favorisée.

En Angleterre, ce chiffre, qui est exceptionnellement favorable en France, serait jugé normal. C'est à peu près celui de
Birmingham (17), celui de Bristol (14), de Brighton (18), de
Cardiff (13), etc. Londres (33) et les très grandes villes de Liverpool (21) et de Glasgow (29) sont un peu moins favorisées,
mais d'autres villes le sont bien davantage : Dublin (8) Leeds (8),
Bradford (4), Manchester (9), Sheffield (3), etc. Il est remarquable que ces dernières villes étaient aussi en 1886 celles
dans lesquelles la diphtérie était le plus rare ; Portsmouth, la
seule ville anglaise où la diphtérie soit fréquente, avait déjà
en 1885 un chiffre relativement élevé (46 en 1886 et 30
en 1885). En général, la fréquence de cette maladie a un peu
augmenté en 1886.

Pour expliquer que la diphtérie soit plus rare en Angleterre
qu'en France, tandis que c'est le contraire pour la scarlatine,
des médecins anglais ont supposé qu'à Paris il pourrait se

faire que l'on comptât à la rubrique « diphthérie » les décès attribués simultanément aux deux maladies. L'explication est ingénieuse puisque la diphthérie est souvent une complication de la scarlatine, mais elle pèche par la base, car à Paris, et cela depuis fort longtemps, les décès attribués à ces deux maladies sont toujours attribués à la rubrique « scarlatine », la diphthérie n'étant regardée que comme une complication.

Tandis que la diphthérie est toujours rare en Angleterre, elle est toujours très fréquente en Allemagne. A Berlin, la proportion a été en 1886 de 128 (au lieu de 155 l'année précédente). Elle a atteint jusqu'à 209 à Magdebourg (au lieu de 105), et 240 à Nuremberg (au lieu de 172). Dans toutes les villes, elle a été très élevée, se rapprochant plus ou moins de celle de Berlin.

Strasbourg a atteint 75 (au lieu de 55 en 1885).

Vienne a compté 72 décès pour 100,000 habitants (et en 1885, 60), Budapest 128 (au lieu de 58).

Les villes scandinaves ont été, comme l'année dernière, très frappées : Christiania, qui avait atteint l'an dernier le chiffre effrayant de 340, conserve cette année 324, (dans la période décennale 1870-79, la moyenne n'avait été que 22), Stockholm atteint 72 (au lieu de 122 en 1885), Göteborg 50 (au lieu de 105), Copenhague 100 (au lieu de 57). A Saint-Pétersbourg, la proportion est de 63 (au lieu de 56), et à Odessa, elle atteint 106 (au lieu de 154 en 1885).

La ville la plus frappée de l'Europe a été Grenade (491 décès pour 100,000 habitants).

A Rome, la proportion a été de 52; elle a atteint 71 à Milan et 67 à Turin, chiffres un peu supérieurs à ceux qu'on observe en France.

Phthisie pulmonaire. Les villes signalées en 1885 comme les plus gravement atteintes par cette maladie, sont encore les plus frappées en 1886.

En France, la ville la plus frappée est le Havre (485 décès pour 100,000 habitants en 1886 au lieu de 494 en 1885), puis Paris (470 au lieu de 453). Il faut encore citer, parmi les villes très atteintes, Marseille (448 au lieu de 374), Lyon

(444 au lieu de 383), Limoges (422 au lieu de 411), Lille (402 au lieu de 463) et Dunkerque (440 au lieu de 400).

La proportion est moindre à Bordeaux (394), à Reims (336 au lieu de 340), à Nancy (316 au lieu de 361), à Amiens (306 au lieu de 312).

Saint-Étienne, malgré sa très grande industrie, est une ville remarquablement favorisée : elle n'avait que 240 en 1885 et elle n'a que 256 en 1886.

Mais les villes les mieux partagées de France sont les villes secondaires de la Champagne : Châlons-sur-Marne (127) et Epernay (184). L'*Atlas de Démographie figurée* de mon père montre que lorsque l'on considère l'ensemble des décès par âge et par département, on trouve que la Champagne est la partie la plus salubre de la France.

La proportion des phthisiques est moindre à Londres que dans aucune autre grande ville : 202 décès pour 100,000 habitants en 1886 (au lieu de 205 en 1885) ; tel est le résultat de la statistique londonienne qui paraît pourtant faite avec soin. Il n'est pas facile d'imaginer l'explication de ce fait si contraire à l'opinion généralement répandue. Les villes écossaises sont de même très favorisées. Au contraire, Dublin (347 en chacune des deux années) présente un chiffre normal et Belfast (472 au lieu de 427) un chiffre très élevé.

Berlin (334 en 1886 au lieu de 346 en 1885) présente une situation assurément préférable à celle de Paris, Dantzig (196) et Kœnigsberg (206) conservent la supériorité que nous leur avons déjà reconnue en 1885; tandis que Munich (390 au lieu de 415), Brême (399 au lieu de 426), et surtout Nuremberg (482 au lieu de 475) continuent à présenter des chiffres très élevés.

Les capitales autrichiennes présentent, comme l'année dernière, les chiffres les plus élevés de l'Europe. Vienne avait en 1885 le chiffre effroyable de 677 décès pour 100,000 habitants ; elle conserve 664. Budapest avait 642 ; elle atteint cette année le chiffre extraordinaire de 708.

Strasbourg est dans une situation favorable (307 décès au lieu de 300).

En Suisse, Berne conserve des chiffres élevés (444 au lieu de 430). Les autres villes suisses ont des chiffres assez voisins de la moyenne ordinaire.

Les villes scandinaves présentent des chiffres faibles : Copenhague (231 au lieu de 244), Stockholm (299), Göteborg (310) et Christiania (277).

Nous résumons les observations qui précèdent par le tableau numérique ci-après (pages 468 et 469), qui est relatif à l'année 1886, la seule que nous ayons voulu considérer ici [1]. Ce tableau est conçu exactement dans la même forme que celui que nous avons publié l'année dernière dans la *Revue d'hygiène* pour l'année 1885. Le lecteur pourra facilement comparer les deux années. Il trouvera également dans la *Revue d'hygiène* de l'année dernière un tableau qui contient, pour 25 villes étrangères, des moyennes relatives à plusieurs années.

CONCLUSIONS GÉNÉRALES. — Nous avons établi plus haut les propositions qu'on peut formuler ainsi :

1° *Fièvre typhoïde.* — Elle est en général plus fréquente dans les villes de France, que dans les villes anglaises, allemandes, scandinaves, flamandes, suisses et américaines.

Dans chaque pays, et notamment en France, on remarque que les villes où la fièvre typhoïde était fréquente en 1885 sont aussi celles où elle est fréquente en 1886 et réciproquement.

Nous avons remarqué la fréquence de la fièvre typhoïde à Marseille.

2° *Variole.* — La variole était si rare en Allemagne qu'elle a cessé d'être comptée dans les statistiques sommaires. On la traite comme certaines maladies du moyen âge, terribles dans ces temps d'ignorance, et si rares aujourd'hui qu'on ne s'en occupe plus.

Elle est très rare dans les villes anglaises, dans les villes scandinaves et dans les villes américaines, en un mot, partout où la vaccine est obligatoire.

---

1. Nous avons marqué en caractères italiques les chiffres qui sont calculés d'après des nombres absolus très peu considérables.

COMBIEN DE DÉCÈS POUR 100,000 HABITANTS

VILLES.	Fièvre typhoïde et typhus.	Variole.	Rougeole.	Scarlatine.	Coqueluche.	Diphthérie (croup et angine).	Phthisie.
Amiens.	45	—	88	1	23	103	376
Bar-le-Duc.	45	—	19	—	—	51	276
Besançon.	205	43	4	4	?	27	317
Bordeaux	60	17	2	6	19	27	394
Dijon	72	24	9	31	—	29	310
Douai	38	—	55	7	31	27	319
Dunkerque.	41	3	6	27	60	55	440
Le Havre	77	7	13	3	27	84	485
Lille.	21	44	31	7	38	23	402
Limoges.	51	2	70	3	3	50	422
Lyon.	40	3	41	13	17	38	444
Marseille.	108	573	52	5	10	163	448
Nancy.	65	—	18	5	7	18	316
Nantes.	55	1	9	2	21	89	377
Paris	46	10	56	18	25	73	470
Reims.	64	110	84	13	41	61	336
Saint-Étienne.	26	—	70	7	11	61	256
Toulouse.	118	4	3	1	—	34	?
Troyes.	167	2	37	?	24	24	324
Aberdeen	14	8	9	20	53	34	201
Belfast.	50	—	10	38	27	14	472
Birmingham	14	—	86	9	21	17	?
Bradford.	16	—	49	41	9	4	?
Brighton.	11	—	9	12	58	18	?
Bristol.	14	3	46	40	47	14	?
Cardiff.	69	1	18	17	42	13	?
Dublin.	46	—	3	52	69	8	347
Dundee	11	1	—	27	5	18	209
Edimbourg.	15	2	64	17	23	32	193
Glasgow.	22	1	19	68	134	29	278
Leeds.	30	1	71	57	35	8	?
Liverpool	34	5	47	47	26	21	?
Londres	17	1	50	17	68	33	202
Manchester.	33	—	23	44	69	9	?
Nottingham.	28	1	79	6	43	5	?
Portsmouth	91	1	141	13	75	46	?
Sheffield.	20	—	23	42	52	3	?
Berlin	16	?	43	21	?	128	334
Brême.	7	?	10	27	?	35	399
Breslau	12	?	14	9	?	72	295
Dantzig	21	?	13	29	?	102	196
Dresde.	18	?	49	20	?	169	387
Francfort-s.-M.	12	?	4	7	?	80	401
Hambourg	74	?	35	67	?	123	319
Hanovre.	17	?	1	285	?	93	399
Königsberg	42	?	2	5	?	102	206
Leipzig	11	?	15	28	?	110	315

ONT ÉTÉ CAUSÉS PAR CHAQUE MALADIE EN 1886 ?

VILLES.	Fièvre typhoïde et typhus.	Variole.	Rougeole.	Scarlatine.	Coqueluche.	Diphthérie (croup et angine).	Phthisie.
Magdebourg	44	?	44	21	?	209	342
Munich.	21	?	1	34	?	86	390
Nuremberg	14	?	139	4	?	240	482
Stuttgart.	10	?	5	14	?	88	263
Strasbourg	21	?	44	1	?	75	307
Budapest.	56	358	80	127	10	128	708
Prague.	50	59	141	35	40	91	?
Vienne.	11	27	44	16	18	72	664
Bukarest.	57	5	70	62	48	80	450
Bruxelles et faubourgs.	29	6	14	6	27	66	315
Liège	28	—	7	3	46	26	259
Amsterdam.	16	—	78	6	29	74	?
La Haye.	10	—	115	4	16	65	?
Rotterdam.	7	—	93	39	31	22	?
Grenade	71	—	280	22	13	491	?
Saragosse	128	221	122	5	13	51	?
Milan	71	64	47	16	6	71	307
Rome	46	128	116	5	5	52	212
Turin	58	15	21	17	17	67	214
Odessa	49	25	19	165	9	106	?
Saint-Pétersbourg . . .	113	16	102	93	25	63	?
Copenhague	13	—	1	13	2	100	231
Christiania.	6	—	—	128	22	324	277
Göteborg.	25	—	1	53	26	50	310
Stockholm	19	—	1	37	31	72	299
Bâle.	24	—	3	1	37	15	350
Berne	13	—	8	?	25	61	444
Genève et faubourgs . .	32	1	18	8	52	13	373
Lausanne.	13	16	19	16	10	16	332
Zurich et faubourgs . .	13	106	79	4	49	70	319
Alexandrie (Égypte) . .	72	7	31	—	15	17	?
Baltimore	46	—	49	7	22	75	287
Brooklyn.	18	1	16	51	39	170	313
Nouvelle-Orléans. . . .	12	—	—	2	6	6	382
Philadelphie	65	—	2	27	9	113	296

Elle est fréquente dans les villes d'Autriche-Hongrie (voir Budapest), de Russie, d'Italie, d'Espagne et de France. Marseille a éprouvé une épidémie très meurtrière.

Rougeole. — Cette fièvre n'est pas restée, comme la fièvre typhoïde, fréquente dans les mêmes endroits qu'en 1885. Elle a été fréquente à Marseille.

Scarlatine. — Cette fièvre est toujours rare en France (remarquer pourtant Dunkerque). Elle est beaucoup plus fréquente dans les villes anglaises et américaines. Elle est fréquente aussi en Allemagne (épidémie de Hanovre) et dans les villes du Nord.

Elle a été, cette année, rare à Marseille.

Coqueluche. — Cette maladie s'est montrée cette année, comme en 1885, beaucoup plus fréquente dans les villes d'Angleterre que dans celles de France.

Diphthérie. — De même qu'en 1885, la diphthérie est moins meurtrière en Angleterre qu'en France, et moins meurtrière en France qu'en Allemagne et dans les villes du Nord.

En France, comme en Angleterre et dans les autres pays, les villes frappées par la diphthérie et les villes épargnées par cette maladie sont restées assez constamment les mêmes en 1885 et en 1886.

De toutes les grandes villes de France, Marseille est la plus frappée par la diphthérie.

II. Progrès réalisés par la statistique sanitaire en France.

Je ne me dissimule aucune des objections que l'on peut adresser à l'étude qu'on vient de lire. On peut notamment lui reprocher d'être fondée sur des chiffres établis au moyen des méthodes les plus variées, et sans que les définitions des différentes maladies soient bien uniformes. On peut lui reprocher aussi de n'avoir pas fait la distinction de l'âge des vivants ni de l'âge des décédés, ce qui est pourtant capital, car si une ville contient proportionnellement à sa population totale deux fois plus d'enfants qu'une autre, on ne saurait être étonné qu'elle présente deux fois plus de décès par rougeole, diphthérie, etc.

Ces objections sont très justes, mais il ne dépend pas de moi de modifier la forme des documents, ni de les rendre aussi exactement comparables que je le souhaiterais.

Pourtant, cette uniformité si désirable, cette distinction si précieuse de l'âge des décédés, j'ai été assez heureux pour l'obtenir non pour l'Europe entière, mais du moins pour toutes les villes françaises. Ce résultat considérable est dû à la *Revue d'hygiène* et surtout à l'esprit si scientifique et en même temps si pratique des membres du Comité de direction des services de l'hygiène, MM. Brouardel, Proust, Nicolas et aux connaissances administratives de MM. Edme et P. Roux.

Voici un extrait de la circulaire que le ministre du commerce et de l'industrie a envoyée, sous leur inspiration, aux préfets de la République, en date du 25 novembre 1886.

Après avoir rappelé les circulaires des 16 septembre et 26 octobre 1885 (voir *Revue d'hygiène* nov. 1885) et avoir constaté que presque toutes les municipalités en avaient apprécié l'utilité, et s'y étaient exactement conformées, le ministre expose ainsi qu'il suit « les modifications dont l'expérience d'une première année a révélé la nécessité » :

I

Certaines grandes villes, dont le nombre ne tardera certainement pas à s'accroître, dressent et publient avec un soin particulier des bulletins statistiques et démographiques contenant, notamment sur les naissances les mariages et les décès, des indications aussi complètes que possible. Malheureusement, chacun de ces bulletins est établi suivant un plan différent et pour des périodes distinctes qui ne correspondent qu'imparfaitement avec les divisions adoptées pour les publications similaires ; on ne peut, dès lors, que très difficilement en tirer des appréciations d'ensemble. Cet inconvénient disparaîtrait aisément si l'on adoptait la même forme de bulletin qui serait fourni aux mêmes époques.

Après examen de la question, le Comité de direction des services de l'hygiène a exprimé l'avis que cette uniformité si désirable serait obtenue au moyen d'un bulletin qu'il a préparé. J'ai l'honneur de vous adresser ci-joints des modèles de ce bulletin en nombre suffisant pour être remis aux villes de votre département appelées à en faire usage. Je ne doute pas qu'elles ne reconnaissent tout le bien fondé de la mesure, et qu'elles ne prennent leurs dispositions pour s'y conformer à partir du 1er janvier 1887. Je me plais, d'ailleurs, à espérer que les municipalités des grandes villes qui, jusqu'ici, ne se sont point encore décidées à dresser des bulletins sanitaires complets, entreront à leur tour dans cette voie.

II

Indépendamment du bulletin démographique ci-dessus, resté facultatif, la circulaire du 26 octobre 1885 prescrivait, pour toutes les villes chefs-lieux d'arrondissement ou ayant une population de dix mille habitants au moins, la production d'un bulletin spécial restreint aux décès par affections de nature épidémique et dressé pour chaque quinzaine. Ce bulletin appelle également quelques modifications ; vous trouverez ci-joint plusieurs exemplaires du nouveau modèle, qui devra être fourni à partir du 1ᵉʳ janvier 1887.

Ainsi que vous le remarquerez, monsieur le préfet, les modifications introduites dans la préparation du nouveau bulletin ont pour but de le mettre en harmonie avec le bulletin démographique. Au lieu de faire double emploi avec ce dernier, le bulletin sanitaire en devient une sorte d'extrait, uniquement applicable aux villes qui, par suite de circonstances exceptionnelles, ne se trouvent pas en mesure de faire davantage pour le moment. Comme le bulletin démographique, le bulletin sanitaire ne devra plus être fourni que pour une période mensuelle ; l'indication des âges y est substituée pour le classement des décès à celui des jours ; le nombre des maladies y est réduit et mis en concordance avec les dénominations portées sur le bulletin complet. Enfin il m'a paru que, sans exclure les villes chefs-lieux d'arrondissement dont la population est très restreinte de la faculté de produire le bulletin sanitaire, il y aurait avantage à abaisser de dix mille à cinq mille le nombre d'habitants primitivement fixé pour servir de base audit envoi ; cette limite permettra d'englober dans un travail d'ensemble, sans en augmenter très sensiblement le nombre total, toutes les villes de quelque importance.

Les nouvelles dispositions ci-dessus exposées auront pour résultat de simplifier la rédaction des bulletins et faciliteront la tâche des diverses municipalités qui ont répondu à l'appel de mon administration en 1886 et qui tiendront à honneur de l'aider avec le même zèle en 1887.

Je vous serai très obligé, monsieur le préfet, de veiller, pour ce qui vous concerne, à ce que les bulletins démographiques ou, à leur défaut, les bulletins sanitaires me soient régulièrement transmis par vos soins dans un délai aussi rapproché que possible, après l'expiration du mois auquel ils se réfèrent.

Recevez, monsieur le préfet, l'assurance de ma considération la plus distinguée.

Le Ministre du commerce et de l'industrie,

ÉDOUARD LOCKROY.

A cette circulaire, qu'on ne saurait trop louer, étaient joints les deux modèles suivants ; l'un réclamé par le ministre, en termes formels, ne contenait de renseignements que sur les maladies épidémiques ; l'autre, facultatif, contient des renseignements sur les principales causes de décès.

Voici ces deux modèles de tableau.

Modèle de tableau **A** : *destiné à présenter par mois, et suivant un plan* uniforme *pour toutes les villes de France, la statistique des naissances et des causes de décès qui est déjà publiée ou qui serait publiée à l'avenir par ces villes sous forme de Bulletins sanitaires démographiques.*

DÉPARTEMENT d_____

VILLE de_____

*Statistique sanitaire du mois d*_____1887.

Population de fait de la *commune* d'après le dernier dénombrement (garnison comprise). ____ hab.

Mariages_____

Divorces_____

	LÉGITIMES		ILLÉGITIMES		TOTAL		
	Masc.	Fém.	Masc.	Fém.	Masc.	Fém.	TOTAL.
Naissances d'enfants vivants :							
Enfants mis en nourrice dans la commune . . .							
Enfants mis en nourrice hors de la commune . .							
Mort-nés							

Décès survenus sur le territoire de la commune

PENDANT LE MOIS d_____1887.
(Mort-nés non compris).

NUMÉROS D'ORDRE.	CAUSES DE DÉCÈS.	Moins de 1 an.	De 1 à 19 ans.	De 20 à 39 ans.	De 40 à 59 ans.	De 60 ans et au delà.	TOTAL.
1	Fièvre typhoïde ou muqueuse.						
2	Variole.						
3	Rougeole						
4	Scarlatine						
5	Coqueluche						
6	Diphthérie. Croup. Angine couenneuse.						

NUMÉROS D'ORDRE.	CAUSES DE DÉCÈS.	Moins de 1 an.	De 1 à 19 ans.	De 20 à 39 ans.	De 40 à 59 ans.	De 60 ans et au-delà.	TOTAL.
7	Choléra asiatique						
8	Phthisie pulmonaire . . .						
9	Autres tuberculoses . . .						
10	Tumeur						
11	Méningite simple						
12	Congestion et hémorrhagie cérébrales						
13	Paralysie sans cause indi- quée						
14	Ramollissement cérébral .						
15	Maladies organiques du cœur						
16	Bronchite aiguë						
17	— chronique						
18	Pneumonie. Broncho-pneu- monie						
19	Diarrhée. Gastro-entérite.						
20	Fièvre et péritonite puer- pérales						
21	Autres affections puerpé- rales						
22	Débilité congénitale et vice de conformation						
23	Sénilité						
24	Suicides						
25	Autres morts violentes . .						
26	Autres causes de mort . .						
27	Causes restées inconnues.						
	TOTAL DES DÉCÈS . .						

N. B. — Un exemplaire du bulletin mensuel contenant les renseignements ci-dessus doit être adressé *dans les huit jours* qui suivent l'expiration du mois, et par l'intermédiaire de MM. les Pré- fets, au ministère du Commerce et de l'Industrie, sous le timbre du *Bureau de la police sanitaire et industrielle.*

VU ET CERTIFIÉ EXACT :

————————le————————

Le Maire,

MODÈLE DE TABLEAU B. — *Extrait du bulletin démographique complet (modèle A). Ce bulletin, spécial aux décès occasionnés par affections de nature épidémique, est destiné à être fourni mensuellement par toutes les villes ayant une population de 5,000 habitants et au-dessus et qui ne se trouvent pas en mesure, soit en raison de leur importance moindre, soit par suite de circonstances exceptionnelles, de dresser le bulletin complet.*

DÉPARTEMENT d————————

COMMUNE d————————

Mois d————————**1887.**

Population de fait de la *commune* d'après le dernier dénombrement } ————hab.
(garnison comprise).

Bulletin mensuel

DES DÉCÈS OCCASIONNÉS PAR MALADIES ÉPIDÉMIQUES.

CAUSES DE DÉCÈS.	NOMBRE DE PERSONNES DÉCÉDÉES						OBSERVATIONS.
	De moins de 1 an.	De 1 à 19 ans.	De 20 à 39 ans.	De 40 à 59 ans.	De 60 ans et au delà	TOTAUX.	
Fièvre typhoïde ou muqueuse.							
Diphthérie. Croup. Angine couenneuse							
Rougeole							
Variole							
Scarlatine							
Coqueluche							
Choléra asiatique. . . .							
Diarrhée. Gastro-entérite.							
Fièvre et péritonite puerpérales							
Autres causes de toute nature.							
MORTALITÉ TOTALE . . . (mort-nés non compris).							

VU ET CERTIFIÉ EXACT :

————————le————————

Le Maire,

N. B. — Ce Bulletin, dressé conformément au modèle ci-dessus, doit être envoyé *dans les huit jours* qui suivent l'expiration du mois, et par l'intermédiaire de MM. les Préfets au Ministre du Commerce et de l'Industrie, sous le timbre du *Bureau de la police sanitaire et industrielle.*

Je parlerai peu du tableau B, dit bulletin sanitaire, quoiqu'il
constitue un grand progrès sur celui que prescrivait la circulaire du 26 octobre 1885 ; en effet, la distinction si importante
de l'âge des décédés y est demandée, et donne au document une
valeur inappréciable. Mais ce tableau n'a été introduit par le
ministre que dans le désir bien légitime de ne pas compromettre
le résultat acquis en 1886. Presque toutes les villes s'étaient soumises sans difficulté à la circulaire du 26 octobre ; si on lui
avait substitué une circulaire plus exigeante, n'aurait-on pas
risqué de rencontrer des résistances plus nombreuses ? Par
prudence, on n'a pas voulu s'y exposer ; de là vient que le
tableau A, dit bulletin démographique beaucoup plus complet,
n'est donné que comme facultatif. En fait, c'est celui que la
plupart des villes ont adopté.

Ce tableau est textuellement celui que je proposais en 1886
dans la *Revue d'hygiène* à l'adoption de l'administration, sauf
quelques différences peu importantes que j'ai demandé ulté-
rieurement à y introduire.

Distinction des âges. — Les groupes d'âge adoptés sont au
nombre de cinq : 0-1 an ; 1-19 ans ; 20-39 ans ; 40-59 ans ;
60-ω.

Ces divisions sont très larges, comme on voit. La première
année doit toujours être mise à part, non seulement parce
qu'elle fournit plus de décès qu'aucune autre période de la vie
humaine, mais encore à cause de la difficulté de connaître la
population vivante de cet âge. La période suivante 1-19 est
assurément trop longue, et il y aura avantage, dès que cela
sera jugé possible, à la diviser en trois périodes : 1-4 ; 5-9 ;
10-19. Les autres périodes adoptées sont satisfaisantes.

Nomenclature des causes de décès. — Cette nomenclature,
composée de 27 rubriques, comprend :

1° Huit maladies épidémiques qui figurent forcément sur
tous les bulletins sanitaires, à savoir : *fièvre typhoïde, variole,
rougeole, scarlatine, coqueluche, diphthérie, choléra asiatique,
fièvre puerpérale* ;

2° Treize autres causes de mort tellement fréquentes qu'elles forment, à elles seules, les quatre cinquièmes des décès, les 160 autres maladies dites fréquentes ne constituant à elles toutes ensemble que le dernier cinquième des décès. Ces treize fléaux de l'humanité sont : la *phthisie, les autres tuberculoses*, le *cancer* [1], la *méningite, l'apoplexie cérébrale*, les *affections cardiaques*, la *bronchite aiguë*, la *bronchite chronique*, la *pneumonie*, la *diarrhée infantile*, la *débilité congénitale*, la *sénilité*, les *morts violentes*;

3° Quatre rubriques destinées à rendre les précédentes plus claires, plus précises et plus comparables. A la rubrique *fièvre puerpérale* il faut joindre, *autres affections puerpérales*, parce que dans beaucoup de villes étrangères on confond en une seule rubrique toutes les suites de couches. A la rubrique *apoplexie cérébrale*, il faut joindre *paralysie* ou *hémiplégie*, diagnostic incomplet, mais souvent formulé et qui doit compléter la rubrique *apoplexie*; il faut aussi y joindre *ramollissement cérébral*. Dans une ville où les diagnostics se feraient superficiellement, la plupart des apoplexies seraient notées comme paralysies.

Enfin il y a un grand intérêt à distinguer les *suicides* des *autres morts violentes*;

4° Deux rubriques générales qui permettent d'arriver au total des décès : l'une, *autres causes*, qui doit contenir seulement le cinquième des décès ; l'autre, *causes restées inconnues*, qui montre, ainsi que la précédente, le degré de zèle apporté à l'établissement de la statistique.

La nomenclature des causes de décès adoptée par le ministère du commerce est assez courte (n'ayant que 27 lignes) pour ne pas surcharger les municipalités d'un travail de bureau exagéré ; et d'un autre côté, elle est suffisante pour rendre compte très exactement de la cause de l'immense majorité des décès. Il y aura sans doute avantage, dès qu'on le jugera possible, d'ajouter quelques maladies assez fréquentes à cette nomenclature (hernies et obstructions intestinales, cirrhose, pleurésie, néphrite, péritonite non puerpérale, érysipèle, etc.).

---

1. A la rubrique *cancer* on a substitué la rubrique *tumeur*

Quant aux autres causes de mort, elles ne sont pas assez fréquentes pour constituer, comme celles que nous avons énumérées, un danger public, dont il importe de bien connaître
l'étendue, pour pouvoir bien le combattre.

Instructions destinées à assurer l'uniformité du travail. —
Il m'a paru que ces rubriques, si claires qu'elles puissent paraître au premier abord, pouvaient être comprises différemment
par les municipalités.

Par exemple, sous quelle rubrique faut-il classer le décès
d'un enfant mort de *scarlatine* et *diphthérie?* Est-ce sous la rubrique *diphthérie* ou sous la rubrique *scarlatine?* La diphthérie
n'étant qu'une complication de la scarlatine, c'est à la maladie
primitive scarlatine qu'il faut attribuer le décès. Mais si un
décès est attribué à *phthisie et fracture de jambe,* sous quelle
rubrique faut-il le classer? A *phthisie,* parce que cette maladie
est plus grave et plus souvent mortelle que l'autre, etc., etc. Il
importait qu'une solution uniforme fût donnée à toutes ces
petites difficultés de détail, de façon que les chiffres eussent
une signification bien précise et fussent comparables d'une
ville à l'autre. Il importait de plus d'entrer dans un certain
détail, puisque ce ne sont pas toujours, il s'en faut, des médecins qui sont chargés du dépouillement des bulletins de
décès dans les villes de province.

J'ai donc proposé à l'examen du Comité de direction des
services de l'hygiène un projet d'*instruction* qu'il a bien voulu
adopter.

Mais il fallait aussi fixer la synonymie, souvent très variée,
des termes usités en pathologie. Il fallait dire à l'employé souvent peu instruit, qui classe les diagnostics que les mots
hémiplégie, paraplégie sont à peu près synonymes de *paralysie*
et doivent être classés sous la même rubrique, mais que les
mots *paralysie générale, paralysie agitante,* etc., sont des maladies qui diffèrent de la paralysie simple et ne doivent pas
être confondues avec elle. Tout cela ne peut être deviné par un
employé, et demandait à être expliqué. Pour y mieux parvenir,
j'ai fait un petit dictionnaire d'une dizaine de pages qui contient
le nom de toutes les maladies usuelles, avec indication de leur

synonymie. Par ce procédé, emprunté à la statistique anglaise des professions, l'uniformité des solutions est parfaitement assurée.

Ces *Instructions* et ce *Dictionnaire des maladies* forment une petite brochure de 25 pages qui a été distribuée à toutes les villes de plus de 5,000 habitants.

Autres renseignements démographiques. — En tête du bulletin, se trouvent quelques renseignements démographiques dont plusieurs ont une grande importance au point de vue de la statistique sanitaire.

Le nombre des naissances d'enfants vivants est indispensable pour apprécier la fréquence des maladies de 0 à 1 an, et pouvoir faire ce calcul si important : *Pour 1,000 enfants vivants de cet âge, combien de décès annuels pour chaque cause de mort?* En effet, le recensement ne nous renseigne jamais exactement sur le nombre des enfants du premier âge, un grand nombre étant, pour une raison ou pour une autre, omis par le recenseur.

Le nombre des naissances, à lui seul, ne suffirait pas pour calculer l'important rapport qui précède si l'on n'avait pas également le nombre des enfants mis en nourrice hors de la commune. En effet, à Paris par exemple, sur 62,635 enfants nés en 1885, il y en avait 16,718 placés en nourrice hors de Paris qui n'ont pas contribué aux 9,756 décès de 0 à 1 an survenus à Paris dans cette même année.

Il faut donc les défalquer du nombre des naissances (sous peine de faire une erreur très considérable) avant de calculer le rapport ci-dessus indiqué. De là vient la nécessité de demander le nombre des enfants mis en nourrice (avec distinction de ceux qui sont placés dans la commune ou hors la commune). Ce nombre est facilement connu, grâce aux déclarations exigées par la loi Théophile Roussel (loi du 24 décembre 1874).

Le ministère du commerce ne se contente pas de recueillir tous ces précieux matériaux. Il publie chaque mois les résultats complets de toutes les villes de France de plus de 30,000 habitants sous le titre suivant : *Relevé comparatif des Bulletins démographiques et sanitaires fournis par les villes de France d'une population de* 30,000 *habitants au moins.* Ce recueil, déjà instructif, prendra toute son utilité lorsqu'il sera assez ancien pour former une collection un peu considérable. C'est alors qu'on pourra prendre des rapports instructifs et que le travail de comparaison que j'ai ébauché cette année et l'année dernière sera complet et au-dessus de toutes les objections.

Extension projetée de la statistique sanitaire à toutes les communes de France. — Gardons-nous toutefois de croire que la statistique sanitaire, qui vient d'être entreprise en France et qui réalise un si grand progrès, approche de la perfection. Dans plusieurs pays étrangers, et notamment en Suisse, en Angleterre et, plus récemment, en Italie, l'enquête sanitaire s'étend, non pas seulement aux villes, mais à tout l'ensemble du territoire. Il faudra qu'en France, elle prenne le plus tôt possible la même extension.

J'ai voulu me rendre compte des difficultés qu'elle pourrait rencontrer dans les petites communes, en faisant un essai de ce genre dans le département de la Seine. Le préfet de la Seine a bien voulu y consentir. L'essai a parfaitement réussi, et les plus petites communes du département (il en est plusieurs qui sont absolument rurales et qui n'ont pas 500 habitants) mettent un empressement remarquable à envoyer leur statistique sanitaire ; cet empressement résulte tout naturellement de la faiblesse des chiffres qu'elles ont à nous envoyer ; la préparation du tableau n'exige qu'un travail des plus simples. Je suis donc assuré que, lorsque les ressources du ministère du commerce le permettront, on pourra encore abaisser le chiffre de 5,000 habitants par lequel la dernière circulaire détermine les communes qui doivent lui adresser un relevé sanitaire.

Organisation du service de statistique sanitaire en Italie. — J'ai visité dernièrement le service de statistique sanitaire en Italie et j'en ai étudié l'organisation ; elle est bien plus parfaite que celle à laquelle nous pouvons aspirer en France dans l'état actuel des choses. La direction de statistique d'Italie a pour principe de ne se fier à personne. Ce qu'elle publie, ce qu'elle affirme, elle veut l'avoir vu, l'avoir compté elle-même. Aussi se fait-elle envoyer par les communes, non pas un relevé numérique comme ceux que nous demandons ici pour la statistique sanitaire, mais une collection de cartolines dont chacune représente un acte de décès, et porte la signature du maire et celle du médecin, le maire affirmant les renseignements extraits de l'acte de décès et le médecin, de son côté, affirmant la cause de la mort. Chaque cartoline porte le numéro de l'acte de décès de façon à faciliter le contrôle. J'ai vu quelques-unes de ces cartolines prises au hasard dans un casier; elles étaient remplies avec soin; lorsqu'elles présentent quelque lacune, elles sont renvoyées au maire pour qu'il les fasse compléter. Les maires, pour éviter ce petit affront qu'ils redoutent, tiennent la main à ce que le service se fasse régulièrement.

Ces cartolines sont ensuite dépouillées à la direction générale de statistique, sous le contrôle d'un jeune médecin, M. Enrico Raseri, l'un des collaborateurs distingués du savant directeur général, M. Louis Bodio.

Le système italien est exactement celui qui est suivi à Paris dans le bureau que je dirige. Nous ne pouvons pas songer, pour le moment du moins, à l'étendre au reste de la France. Mais nous devons, comme la direction italienne, étendre petit à petit l'enquête sanitaire. En Italie, on a commencé par l'entreprendre dans les grandes villes; puis dans les villes plus petites; et enfin, depuis cette année, elle a été étendue à tout le territoire du royaume. C'est ainsi que nous devons procéder. En 1886, le ministre ne l'exigeait que des villes de plus de 10,000 habitants; en 1887, il la demande à toutes les communes de plus de 5,000 habitants. Il pourra progressivement abaisser ce chiffre, de façon à permettre de savoir pourquoi certains départements, tels que ceux de la vallée de la Garonne, sont favorisés à tous les âges de la vie, tandis que des départements qui semblent leur être en tout comparables, tels que la Dordogne ou la Haute-Vienne, sont au contraire frappés par une mortalité exceptionnelle à tous les âges de la vie. La cause du mal une fois découverte, on pourra la combattre, et l'on y parviendra, comme on y est parvenu dans les Pays-Bas, par exemple, où la publication de l'*Atlas de la mortalité* a déterminé le gouvernement à faire des travaux de drainage à la suite desquels la mortalité s'est abaissée déjà très notablement.

Nous avons établi, dans la seconde partie de ce travail, les conclusions suivantes :

1º Le modèle de bulletin adopté par le ministère de l'industrie et du commerce réalise un progrès considérable dont on ne saurait assez remercier le comité de direction des services de l'hygiène.

2º Il sera utile, lorsque cela sera jugé possible, de scinder en trois l'un des groupes d'âge, et d'ajouter cinq ou six rubriques nouvelles à la nomenclature adoptée. Toutefois celle qui existe actuellement est très instructive et très suffisante pour rendre compte de l'état sanitaire d'une ville, puisqu'elle indique avec la dernière précision, la cause des quatre cinquièmes des décès.

3º Il sera utile, dès que cela sera jugé possible, d'étendre cette enquête sanitaire à toutes les communes de quelque importance. L'idéal serait de l'étendre, comme cela se fait en Italie, à l'ensemble du territoire.

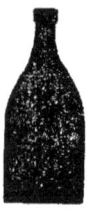

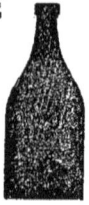

Tome XI   20 Avril 1889   N° 4

REVUE
D'HYGIÈNE

ET DE

POLICE SANITAIRE

RÉDACTEUR EN CHEF :

M. E. VALLIN, membre de l'Académie de médecine, médecin inspecteur
de l'armée.

MEMBRES DU COMITÉ DE RÉDACTION

M. J. BERGERON, secrétaire perpétuel de l'Académie de médecine, vice-président du
Comité consultatif d'hygiène de France, médecin honoraire des hôpitaux.

GRANCHER, professeur à la Faculté de médecine, médecin des hôpitaux, membre
du Comité consultatif d'hygiène de France.

E. NAPIAS, secrétaire général de la Société de médecine publique, inspecteur général
des services administratifs au ministère de l'Intérieur, membre et secrétaire adjoint
du Comité consultatif d'hygiène de France.

A. PROUST, inspecteur général des services sanitaires, professeur à la Faculté de
médecine, membre de l'Académie de médecine, médecin des hôpitaux.

J. ROCHARD, ancien inspecteur général et président du Conseil supérieur de santé de
la marine, membre de l'Académie de médecine et du Conseil d'hygiène de la Seine.

E. TRÉLAT, directeur de l'École spéciale d'architecture, professeur au Conservatoire
des arts et métiers.

SECRÉTAIRE DE LA RÉDACTION : A.-J. MARTIN,

Auditeur au Comité consultatif d'hygiène de France.

LA REVUE PARAIT LE 20 DE CHAQUE MOIS

PRIX DE L'ABONNEMENT :

Paris : 20 fr. — Départements : 22 fr. — Union postale : 23 fr.

PARIS

G. MASSON, ÉDITEUR

LIBRAIRE DE L'ACADÉMIE DE MÉDECINE

Boulevard Saint-Germain et rue de l'Éperon

EN FACE DE L'ÉCOLE DE MÉDECINE

SOMMAIRE DU NUMÉRO 4

VIENT DE PARAITRE

DE L'ÉTIOLOGIE

DE LA

PHTISIE PULMONAIRE ET LARYNGÉE

Par le Docteur H. de LIBERMANN

(DE STRASBOURG)

Officier de la Légion d'honneur, Ancien Médecin de 1re classe de l'armée,
Membre honoraire de la Société médicale des hôpitaux.

1 vol. in-8°.. ... . **3 fr.**

ÉTUDE SUR LA VALEUR DU TRAITEMENT

DE LA

TUBERCULOSE PULMONAIRE

PAR LES

INHALATIONS D'ACIDE FLUORHYDRIQUE

Par le Docteur GARCIN

1 vol. in-8°.. .... **2 fr.**

LUNETTES ET PINCE-NEZ

ÉTUDE MÉDICALE ET PRATIQUE

Par George-J. BULL

Docteur en médecine des Facultés de M. Gill (Montréal) et de Paris.

AVEC UNE INTRODUCTION

Par E. JAVAL

Du degré de fréquence des principales causes de mort à Paris en 1888, par le Dr BERTILLON (*Gazette hebdomadaire*, 22 février 1889, p. 118).

La fièvre typhoïde a été particulièrement rare en 1888, à Paris. Il nous a semblé intéressant de reproduire ici l'un des tableaux de mémoire de M. Bertillon, qui donne une excellente mesure de la mortalité sur 1,000 habitants, à Paris, pour chacune des principales maladies.

Pour 100,000 habitants, combien de décès par chacune des maladies indiquées ?

	FIÈVRE TYPHOÏDE	VARIOLE	ROUGEOLE	SCARLATINE	COQUELUCHE	DIPHTHÉRIE
1865	64	42	19	8	12	53
1866	53	32	45	4	10	45
1867	48	17	34	4	11	36
1868	51	33	34	7	12	41
1869	54	36	27	14	7	41
1870	132	531	42	12	12	27
1871	243	149	32	14	14	30
1872	54	5	31	7	10	62
1873	56	0,9	30	5	4	64
1874	43	2	33	4	13	53
1875	53	13	34	4	15	67
1876	102	19	44	7	10	79
1877	61	7	33	5	26	121
1878	40	4	32	3	13	93
1879	53	43	43	4	13	84
1880	92	99	44	16	24	94
1881	87	44	40	20	22	99
1882	143	23	45	7	6	100
1883	88	20	49	4	30	84
1884	67	3	67	7	20	86
1885	59	8	68	6	12	73
1886	42	9	54	18	25	67
1887	61	17	72	10	19	70
1888	33	11	40	8	12	77

Quant à la phthisie pulmonaire, l'on trouve les chiffres suivants pour les deux dernières années (sur 100,000 habitants) : Phthisie pulmonaire, 446 décès en 1887, et 430 en 1888 ; autres tuberculoses,

55 en 1887 et 56 en 1888. Le total des décès pour toutes maladies a été de 2,335 pour 100,000 en 1887, et de 2,266 en 1888.

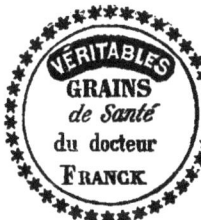

TOME XII　　　　　　20 novembre 1890　　　　　　N° 11

REVUE

D'HYGIÈNE

ET DE

POLICE SANITAIRE

RÉDACTEUR EN CHEF :

M. E. VALLIN, membre de l'Académie de médecine, médecin inspecteur de l'armée.

MEMBRES DU COMITÉ DE RÉDACTION

M. J. BERGERON, secrétaire perpétuel de l'Académie de médecine, vice-président du Comité consultatif d'hygiène de France, médecin honoraire des hôpitaux.

GRANCHER, professeur à la Faculté de médecine, médecin des hôpitaux, membre du Comité consultatif d'hygiène de France.

H. NAPIAS, secrétaire général de la Société de médecine publique, inspecteur général des services administratifs au ministère de l'Intérieur, membre et secrétaire adjoint du Comité consultatif d'hygiène de France.

A. PROUST, inspecteur général des services sanitaires, professeur à la Faculté de médecine, membre de l'Académie de médecine, médecin des hôpitaux.

J. ROCHARD, ancien inspecteur général et président du Conseil supérieur de santé de la marine, membre de l'Académie de médecine et du Conseil d'hygiène de la Seine.

E. TRÉLAT, directeur de l'École spéciale d'architecture, professeur au Conservatoire des arts et métiers.

SECRÉTAIRE DE LA RÉDACTION : A.-J. MARTIN,
Membre du Comité consultatif d'hygiène de France.

LA REVUE PARAIT LE 20 DE CHAQUE MOIS

PRIX DE L'ABONNEMENT :
Paris　20 fr. — Départements : 22 fr. — Union postale : 23 fr.

PARIS

G. MASSON, ÉDITEUR

LIBRAIRE DE L'ACADÉMIE DE MÉDECINE

Boulevard Saint-Germain et rue de l'Éperon

EN FACE DE L'ÉCOLE DE MÉDECINE

SOMMAIRE DU NUMÉRO II

QUINQUINA SOLUBLE ASTIER (GRANULÉ)

Représente exactement son poids d'écorce de quinquina jaune royal

(Une cuillerée à café contient 0,10 d'alcaloïdes)

Le **Quinquina soluble Astier** n'est pas un remède nouveau, ni un remède secret, c'est une nouvelle préparation exactement dosée, qui permet au médecin d'administrer le Quinquina d'une façon rationnelle et scientifique, avantage que n'offrent pas les autres préparations de Quinquina : vins, sirops, extraits, etc., dont le dosage et la qualité sont incertains.

Pour préparer le **Quinquina soluble,** M. Astier n'emploie que les écorces du quinquina jaune royal (le meilleur des quinquinas), très riches en principes actifs, et préalablement titrés.

Ces écorces, il les traite d'abord par l'eau distillée, qui dissout les principes toniques ; ensuite par l'alcool, qui dissout les alcaloïdes ; enfin par la chaux, pour retirer la totalité de ces derniers. Se servant d'appareils construits *ad hoc* et opérant à une température de 30°, l'extrait granulé qu'il prépare avec ces liqueurs contient rigoureusement tous les alcaloïdes, tous les principes toniques, jusqu'à l'arome spécial du Quinquina. Une cuillerée à café, mise dans un verre d'eau, donne une liqueur de tous points semblable à une décoction de Quinquina. On peut s'assurer de la présence et de la quantité des alcaloïdes au moyen des réactifs de Walser et de Lepage.

Le **Quinquina soluble Astier,** se dissolvant instantanément dans l'eau, le vin et les tisanes, est d'un usage très commode, puisqu'il permet de préparer instantanément une dose ou une bouteille de vin de quinquina.

Dose tonique : une demi-cuillerée à café à une cuillerée à soupe avant les deux principaux repas.

Dose fébrifuge : *pour les adultes*, deux cuillerées à café d'heure en heure ; *pour les enfants*, une cuillerée à café.

Deux cuillerées à soupe pour préparer instantanément un litre de vin de quinquina.

Envoi gratis et franco d'échantillons aux médecins.

Le flacon : 4 francs. — Le flacon dosé pour un litre de vin : 1 fr. 50 c.

Remise de 40 p. 100 aux médecins pour leur usage personnel.

Pharmacie Astier, 72, avenue Kléber, Paris, et toutes les pharmacies.

AVIS IMPORTANT

Les personnes atteintes d'affections de l'estomac, du foie et de l'intestin sont sûres d'obtenir leur guérison en faisant un traitement de vingt à vingt-cinq jours à Châtel-Guyon.

Les dyspepsies les plus anciennes, la constipation, les engorgements du foie ne résistent pas à l'action bienfaisante de ces eaux **toni-purgatives :**

Elles sont aussi très efficaces contre l'obésité.

Pour donner à MM. les médecins qui ne peuvent se déplacer la possibilité d'apprécier l'efficacité des eaux de **Châtel-Guyon**, l'Etablissement thermal met à leur disposition, gratuitement, une caisse de cinquante bouteilles d'eau de la *Source Gubler.*

L'emploi de cette eau à domicile donne des résultats remarquables et fixera nos confrères sur l'importance du traitement purgatif de **Châtel-Guyon.**

S'adresser au gérant de la Société des eaux minérales de CHATEL-GUYON, 5, rue Drouot, à PARIS

REVUE
D'HYGIÈNE
ET DE
POLICE SANITAIRE

MÉMOIRES

SUR LA MORBIDITÉ

ET SPÉCIALEMENT SUR LA MORBIDITÉ PROFESSIONNELLE

Par M. le Dr Jacques BERTILLON.

Le ministre du commerce et de l'industrie, M. Jules Roche,
animé du désir de travailler, dans la mesure de ses forces, au
développement du bien-être dans les classes ouvrières, a
récemment demandé au Conseil supérieur de statistique de
l'éclairer sur les moyens de réunir les éléments de tables de
morbidité des diverses professions. Justement, au même
moment, la commission supérieure des sociétés de secours
mutuels regrettait l'absence de ces documents et étudiait le
moyen de les rassembler. J'ai eu l'honneur d'être chargé par
chacune de ces deux assemblées de faire un rapport sur ce
sujet. Cela a été pour moi une occasion d'étudier les principales tables de morbidité.

Or, elles donnent toutes les résultats les plus discordants.
Nous nous convaincrons plus loin que ces divergences sont
dues surtout à des différences dans la manière de compter. Les
uns ne comptent pas les maladies légères qui ne durent que
quelques jours; d'autres, au contraire, ne comptent pas les
maladies dites « chroniques » (sans d'ailleurs préciser ce qu'ils
entendent par ce termes), etc. De là, les différences considérables que l'on remarque entre les résultats.

Morbidité militaire. — Avant d'entrer davantage dans notre
sujet, nous présentons au lecteur la seule statistique de morbidité où le sens du mot « maladie » soit forcément bien défini :
c'est la statistique médicale de l'armée. Ce que l'armée, dans
tous les pays du monde, entend par les mots « journée de maladie », c'est la journée *d'incapacité de travail* causée par un
état pathologique; suivant sa gravité, cet état pathologique entraîne une ou plusieurs journées de traitement : 1° *à la chambre*,
2° *à l'infirmerie*, 3° *à l'hôpital*. Les trois chiffres doivent être
totalisés pour donner le nombre total des journées *d'incapacité
de travail*.

Dans tous les pays, les soldats ont tous à peu près le même
âge (excepté en Angleterre). Dans tous, ils sont choisis exempts
d'infirmités et de maladies chroniques. Dans tous, ils sont ren-
voyés dans leurs foyers lorsqu'une maladie en a fait des non-
valeurs. Dans tous, les soldats s'efforcent de simuler des maladies qu'ils n'ont pas, mais dans tous aussi cette tendance est
combattue par un contrôle rigoureux, et, en cas de simulation
soupçonnée, par des punitions sévères.

Ainsi se trouve nettement défini à l'armée le sens du mot
journée de maladie. C'est ce qui donne un grand intérêt aux
deux tableaux ci-après (pages 1007 et 1008) :

La définition de la maladie chez le soldat (*incapacité de servir*) étant forcément la même dans tous les pays, il en résulte
que les statistiques des différentes armées se ressemblent fort,
ainsi qu'on le verra par le tableau de la page 1008 :

TABLEAU I.

MORBIDITÉ DE L'ARMÉE FRANÇAISE (en garnison en France seulement.)

	ENTRÉS à LA CHAMBRE	ENTRÉS à L'INFIRMERIE	ENTRÉS à L'HOPITAL	TOTAL
1862-65				
a. Sur 1,000 militaires, combien de malades en un an?...	1,501	233,5	264,5	1,999
b. Chaque cas a duré en moyenne (en jours)...........	31,16	14,41	321,2	81,32
c. Sur 1,000 militaires, combien de journées de maladie $(a \times b)$?...........	4,743	3,365	8,517	16,625
d. Sur 1,000 militaires, moyenne journalière des malades en cours de traitement $\left(\frac{c}{365}\right)$........	13,0	9,2	23,3	45,5
1866-69				
a. Sur 1,000 militaires, combien de malades en un an?...	1,430	251,3	269.5	1,941
b. Chaque cas a duré en moyenne (en jours)...........	31,09	12,85	31,12	81,99
c. Sur 1,000 militaires, combien de journées de maladie $(a \times b)$?...........	4,425	3,231	8,075	15,730
d. Sur 1,000 militaires, moyenne journalière des malades en cours de traitement $\left(\frac{c}{365}\right)$........	12,1	8,9	22,1	43,4
1884-87				
a. Sur 1,000 militaires, combien de malades en un an?...	?	349	177	?
b. Chaque cas a duré en moyenne (en jours)...........	?	13	29,2	?
c. Sur 1,000 militaires, combien de journées de maladie $(a \times b)$?...........	4,219	4,147	5,174	13,540
d. Sur 1,000 militaires, moyenne journalière des malades en cours de traitement $\left(\frac{c}{365}\right)$........	11,5	11,3	14,3	37,1

TABLEAU II.

(Emprunté à M. Léon Colin.)

MORBIDITÉ MILITAIRE
dans les principaux pays de l'Europe.

	MOYENNE JOURNALIÈRE des malades en cours DE TRAITEMENT sur 1,000 hommes.	JOURNÉES DE MALADIE en un an POUR 1 HOMME d'effectif.
Armée française [1] (1862-69)...............	46,70	17,3
— anglaise à l'intérieur (1860-68).....	45,55	17,2
— belge (1868-69).................	51,00	18,06
— des Etats-Unis (troupes blanches)..	58,00	21,00
— — (troupes de couleur).	53,00	19,00
— allemande (1846-63)	44,87	16,37
— austro-hongroise [2] (1869)..........	36,20	13,20
— portugaise [2] (1861-67).............	34,00	13,00
— italienne (1870).................	40,00	15,00

1. Il s'agit de l'ensemble de l'armée (Rome et Algérie compris) et non de l'armée de France seulement.
2. Il n'est pas tenu compte dans les statistique portugaises et austro-hongroises des malades à la chambre.

Ainsi, dans toutes les armées de l'Europe, il y a chaque jour 40 à 50 malades par 1,000 hommes, et chaque soldat compte en moyenne 16 ou 17 jours d'incapacité de travail en un an. Malgré la diversité des règlements, il y a concordance remarquable entre les armées des différents pays, parce qu'ici c'est la nature même des choses qui impose la définition précise du mot *maladie*.

Cette précision, cette concordance des résultats, nous ne la retrouverons pas dans le reste de notre étude.

Table de morbidité d'Hubbard. — La seule table de morbidité qui ait été publiée en France est celle d'Hubbard. Malheureusement elle est très ancienne, car elle date de 1852[1]. Elle

1. *De l'organisation des Sociétés de prévoyance*, par G. HUBBARD. Paris (librairie Guillaumin), 1852.

a été calculée d'après les documents recueillis dans vingt-cinq sociétés de secours mutuels pendant un nombre d'années variable pour chacune d'elles (le plus souvent depuis 1830 ou 1835 jusqu'à 1849). Cette table est très importante ; elle a l'avantage inappréciable d'être faite par âge ; en outre, elle distingue (ce que ne fait aucune autre table) les journées de maladie aiguë des journées de maladie chronique ou d'infirmité. Nous apprécierons mieux tout à l'heure l'importance de ce dernier renseignement. La table d'Hubbard mérite donc sa réputation ; c'est elle qui sert aux actuaires français toutes les fois qu'ils ont à faire des calculs sur la fréquence des maladies.

Cette table a été très souvent reproduite, mais toujours incomplètement, et l'ouvrage dont elle est tirée est épuisé. Je la reproduis donc intégralement[1] (pages 1010 et 1011).

Les chiffres qu'elle contient paraîtront faibles si on les compare à ceux que nous venons de voir. A l'âge du service militaire, elle ne trouve que huit jours annuels de maladie (infirmités comprises). Nous voilà loin des seize ou dix-sept jours trouvés dans les armées européennes. Mais ce chiffre concorde avec les huit jours annuels d'hôpital (chambre et infirmerie non comprises) que nous attribuions plus haut au soldat français.

1. Voici la justification de la colonne e. Les sociétés de secours mutuels ont donné le nombre de leurs admissions et celui de leurs radiations annuelles sans dire à quelle époque de l'année elles avaient eu lieu ; cela avait pourtant son intérêt, puisqu'un membre admis le 1ᵉʳ décembre ne court que pendant un mois le risque d'être inscrit parmi les malades, tandis qu'un membre admis le 1ᵉʳ février court ce risque pendant onze mois. Hubbard a supposé que, en moyenne, les membres nouvellement admis perdaient six mois de présence. Il a fait le même raisonnement pour les membres rayés et démissionnaires, et il est arrivé a la colonne e. On aurait pu appliquer le même raisonnement aux décédés (la mort guérit de tous les maux) ; mais, outre que la correction aurait été insignifiante, elle aurait été plutôt nuisible au calcul de la mortalité.

Les chiffres des colonnes j, k, m ont été calculés par moi. Hubbard n'a fait qu'une partie de ces calculs. Se plaçant à un point de vue exclusivement financier, il a procédé, dans celle de ses tables qu'il recommande le plus, par une méthode différente, que j'expose un peu plus loin.

AGE des SOCIÉTAIRES	NOMBRES ABSOLUS				
	NOMBRE DES SOCIÉTAIRES (RÉDUITS EN ANNÉES DE PRÉSENCE)				NOMBRES de JOURS DE CHOMAGE
	Effectif.	Admissions.	Radiations.	ffectif rectifié $b - \dfrac{c+d}{2}$	Par « maladie ».
a	b	c	d	e	f
Moins de 20 ans.	115	62	14	77	290
20-24	1,755	540	160	1,405	7,201
25-29	4,085	741	267	3,581	19,090
30-34	6,650	904	354	6,021	28,329
35-39	8,366	758	357	7,808,5	40,832
40-44	7,365	190	230	7,155	44,438
45-49	5,593,5	11	88	5,544	35,466
50-54	3,702	2	55	3,673,5	23,507
55-59	2,426,5	»	44	2,404,5	21,290
60-64	1,409	»	78	1,370	15,116
65-69	544	»	20	534	5,677
70-74	147	»	11	141,5	1,774
Age inconnu	1,911	111	220	1,745,5	14,468
Totaux	44,069	3,319	1,898	41,460,5	257,478

Sur 100 sociétaires, 4,2 sont d'âge inconnu. La proportion est de 5,3 pour les mala-

III

MORBIDITÉ

PAR GUSTAVE HUBBARD

1835-1849).

page 1009).

NOMBRES ABSOLUS			NOMBRES RELATIFS			
NOMBRES de JOURS DE CHOMAGE		NOMBRE des DÉCÈS	MORBIDITÉ POUR 1 SOCIÉTAIRE, NOMBRE annuel des jours de			MORTALITÉ
Par « infirmité ».	Total.		Maladie. $\frac{f}{e}$	Infirmité. $\frac{g}{e}$	Chomage. $(j+k)$	Pour 1.000 sociétaires nombre annuel des décès. $\frac{i}{e}$
g	h	i	j	k	l	m
»	290	3	3,77	»	3,77	»
500	7,701	12	5,13	0,35	5,48	8,5
1,643	20,733	27	5,33	0,46	5.79	7,5
2,781	31,110	57	4,71	0,46	5,17	9,5
4,564	45,396	64	5,23	0,58	5,81	8,2
14,151	58 589	64	6,21	1,98	8,19	8,9
11,169	46,635	86	6,40	2,01	8,41	15,5
9,883	33,390	60	6,40	2,68	9,08	16,3
6,875	28.165	49	8,85	2,85	11,70	20,3
11,592	26,708	41	11,03	8,47	19,50	29,9
8,751	14,428	29	10,63	16,39	27,02	54,3
7,570	9,344	19	12,54	53,50	66,04	134,3
23,500	37,968	79	8.29	13,46	21,75	45,2
102,979	360,457	590	6,21	2,49	8,70	14,2

dies, 22,8 pour les infirmités, 10,5 pour les deux ensemble, 13,4 pour les décès.

Importance capitale de distinguer les âges. — Avant d'aller plus loin, remarquons, pour n'y plus revenir, combien il est indispensable de distinguer l'âge des sociétaires et celui des malades. Il est facile de le prouver :

De ce que la table d'Hubbard compte en moyenne 8 jours,7 de maladie par sociétaire, faut-il conclure qu'une société où ce taux s'élèverait à 17 jours[1] serait exposée à une morbidité très élevée? Non pas, car si cette société ne compte que des individus de plus de 60 ans, ou du moins si elle en compte beaucoup, ce chiffre devra, au contraire, être considéré comme faible. Il sera considérable si la société compte beaucoup de jeunes gens.

Ainsi le nombre moyen des jours de maladie sans distinction de l'âge des sociétaires est *presque entièrement dépourvu de valeur.* Cette observation nous oblige à éliminer de notre étude les chiffres fournis par la statistique allemande de l'assurance obligatoire contre les maladies. Elle nous oblige à éliminer aussi les chiffres fournis au ministère de l'intérieur par les sociétés de secours mutuels françaises et un grand nombre d'autres documents français et étrangers qui, faute de distinguer les âges, deviennent d'une interprétation impossible.

La table d'Hubbard montrait, il y a déjà quarante ans, la véritable voie à suivre.

Tables de morbidité anglaises. — On a cependant contesté (à tort, nous le verrons) l'exactitude de cette table. Voici pourquoi :

Il existe en Angleterre plusieurs tables analogues à celle de Hubbard; ce sont notamment celles des actuaires Charles Oliphant[2], J. Finlaison[3], Ansell[4], F.-G.-P. Neison l'ancien[5],

---

1. Telle était la morbidité de l'armée française en 1862-69. Celle des armées des autres pays est à peu près semblable.

2. *Report on friendly orbenefit Societies.* Edimbourg, 1824.

3. *Report on the evidence and elementar facts on which the Tables of life Annuities are founded,* 1829.

4. *Treatise on Friendly Societies.* Londres, 1835.

5. *Contributions to vital Statistics.* Londres, 1846.

A.-G. Finlaison[1], Henry Ratcliffe[2], F.-G.-P. Neison junior[3]. On prétend que ces tables, également calculées par âge, attribuent à chaque âge (et surtout dans les âges avancés) plus de jours de maladie par an que la table d'Hubbard, et on demande qui est dans la vérité, Hubbard ou les actuaires anglais.

Je réponds qu'ils ont tous raison, et je n'ai pour l'affirmer qu'à lire l'ouvrage d'Hubbard. Déjà, lorsqu'il écrivait, J. Finlaison et Neison l'ancien avaient publié leurs premières recherches, et Hubbard les connaissait. Il remarque très bien que ses chiffres sont très différents de ceux des actuaires anglais lorsqu'il ne considère que les journées de maladie aiguë, tandis qu'au contraire il se rapproche des Anglais lorsqu'il considère l'ensemble des jours d'incapacité absolue ou partielle de travail, y compris les jours de maladie chronique ou d'infirmité[4].

Pour que le lecteur puisse faire lui-même cette comparaison, je publie côte à côte les chiffres de ces différents auteurs.

1. *Parliamentary Return*, n° 955, of session 1852-53.

2. *Observations on the Rate of mortality and Sickness of the Manchester Unity of the Independent order of odd Fellows;* Manchester, 1850; même publication, Colchester, 1862, et enfin *Supplementary Report issued by the Manchester Unity of the Independent order of odd Fellows*, en juillet 1872.

3. *The rates of Mortality and Sickness according to the experience for the five years* 1871-75, *of the ancient order of foresters friendly Society*, Londres, 1882.

4. Il faut s'empresser d'ajouter que la table d'Hubbard telle qu'elle est le plus souvent reproduite résulte d'une manière de compter intermédiaire entre les deux précédentes (et que d'ailleurs je ne saurais pas approuver). A l'époque où Hubbard écrivait, la plupart des sociétés de secours mutuels n'accordaient, pour les journées d'infirmité, que le *quart* de l'indemnité journalière qu'elles accordaient pour les journées de maladie. Pour faire ainsi, elles se fondaient notamment sur ce fait qu'une maladie aiguë empêche complètement de travailler, tandis qu'une maladie chronique ou une infirmité n'entrave pas trop l'exercice des professions tranquilles et sédentaires. Quoi qu'il en soit, Hubbard, se plaçant au point de vue purement financier, a considéré dans l'une de ses tables *quatre* journées d'infirmité comme valant une journée de maladie. Cette table est celle que l'on reproduit le plus souvent, et naturellement on la reproduit sans y joindre l'explication nécessaire qui précède.

TABLES DE

NOMBRE MOYEN DE JOURS DE MALADIE EN UN

(Voir les

AGES	TABLES ANGLAISES							
	70 Sociétés d'Amis écossaises *Highland Soc*	Société ouvrière de Londres.	Sociétés d'Amis anglaises.	Sociétés d'Amis anglaises (masc.)	Sociétés d'Amis anglaises (masc.)	Manchester Unity of Odd Fellows (masc.)		
	Charles Oliphant.	J. Finlaison. l'ancien.	Ansell.	F. G. P. Neison l'ancien.	A. G. Finlaison. junior.	Henry Ratcliffe.		
	1824	1829	1835	1836-40	1846-50	1846-48	1856-60	1866-70
	a	*b*	*c*	*d*	*e*	*f*	*g*	*h*
20-25 ans	4,0	7,0	5,5	5,99	6,90	4,74	5,80	5,28
25-30 ..	4,2	7,0	5,9	6,23	6,90	5,30	5,74	5,64
30-35 ..	4,6	7,0	6,4	6,42	6,80	5,86	6,01	6,50
35-40 ..	5,0	8,5	7,3	7,25	7,64	6,58	7,02	7,44
40-45 ..	6,0	9,5	8,8	8,92	8,59	8,26	8,68	8,82
45-50 ..	8,3	9,5	10,8	11,42	10,06	10,60	10,81	11,45
50-55 ..	11,4	10,5	14,0	15,26	12,48	14,20	14,10	15,55
55-60 ..	14,9	13,5	19,7	21,32	15,24	22,42	21,20	21,30
60-65 ..	23,0	»	31,8	33,20	21,82	35,40	32,44	33,00
65-70 ..	55,6	»	62,7	70,20	32,39	45,45	50,19	50,60
70-75 ..	»	»	»	115,70	53,65	85,20	84,44	84,50
Age inc.	»	»	»	»	»	»	»	»
Tout âge	»	»	»	13,82	10,11	6,86	9,22	10,46

U IV

MORBIDITÉ

AN POUR UN SOCIÉTAIRE DE CHAQUE AGE

notes, page 1018.)

	TABLES FRANÇAISES				TABLE ITALIENNE	
Foresters (masc.)	25 Sociétés mutuelles françaises (vers 1835-49)			Ouvriers en soie Lyon (masc.).	Sociétés mutuelles italiennes 1881-85 (masc.).	
F. G. P. Neison junior.	Gustave Hubbard. 1852			J. Bertillon.	Bodio. 1890	
1871-75	Maladies.	Infirmités.	Total $j+k$		Résultats bruts.	Résultats corrigés.
i	j	k	l	m	a	o
5,73	5,13	0,35	5,48	3,06	4,6	5,0
5,97	5,33	0,46	5,79	3,40	5,0	5,4
6,78	4,71	0,46	5,17	3,37	4,8	5,1
8,05	5,23	0,58	5,81	4,32	5,6	6,0
9,62	6,21	1,98	8,19	5,29	5,8	6,2
11,95	6,40	2,01	8,41	5,89	6,4	6,8
15,85	6,40	2,68	9,08	8,04	7,4	7,9
22,48	8,85	2,85	11,70	8,38	8,7	9,2
32,13	11,03	8,47	19,50	11,15	10,5	11,2
55,80	10,63	16,39	27,02	16,73	12,6	13,4
84,00	12,54	53,50	66,04	19,76	13,9	14,7
»	8,29	13,46	21,75	»	»	»
9,51	6,21	2,49	8,70	7,8	6,2	6,6

TABLEAU V

TABLES DE MORBIDITÉ (Suite.)

Nombre moyen de jours de maladie en un an pour un sociétaire de chaque âge.

AGES	OUVRIERS DE L'ARSENAL de Copenhague 1825-40 (Finger)	162 SOCIÉTÉS de SECOURS MUTUELS italiennes (masc.) (Bodio 1879.)	TABLES ALLEMANDES[1]			SOCIÉTÉS de SECOURS MUTUELS FRANÇAISES (Ministère de l'intérieur).	
			EMPLOYÉS DE CHEMIN DE FER 1870-77 (Behm)	PERSONNEL CIRCULANT des chemins de fer 1870-77 (Behm)	ASSURANCE contre LA MALADIE et l'invalidité de Leipzig 1856-75 (Heym)	1854	1855
	a	b	c	d	e	f	g
15 à 20 ans	7,2	6,9	»	»	»		
20 à 25	10,3	6,5	8,3	12,6	5,8		
25 à 30	9,5	6,0	7,5	11,7	5,4	4,9	4,9
30 à 35	7,6	6,1	7,7	13,1	5,6		
35 à 40	7,8	6,3	9,0	15,2	6,3		
40 à 45	8,3	6,8	10,0	16,3	7,8		
45 à 50	11,6	7,1	11,3	19,0	7,7	6,2	6,0
50 à 55	14,1	7,5	14,3	24,2	8,5		
55 à 60	»	8,9	17,5	30,6	16,3		
60 à 65	»	11,2	18,1	»	12,5		
65 à 70	»	12,4	13,0	»	18,9	9,2	10,0
70 à 75	»	11,0	»	»	»		
75 à 80	»		»	»	»	15,8	16,5
Tout âge	»	6,9	»	»	»	6,1	6,1

NOTES AU TABLEAU V. — Colonne *a*. J'emprunte ce document à l'excellent article MORBIDITÉ, de M. Léon Colin (*Dict. encycl. des Sc. méd.*).

Colonne *b*. *Statistica della morbosita*. Rome, 1879.

Colonne *c*, *d*, *e*. J'emprunte ces documents à la *Statistica della morbosita*, qui les présente sous une forme un peu différente, laquelle elle-même ne paraît pas être celle de l'original.

Tableau VI

TABLES DE MORTALITÉ

POUR 1,000 SOCIÉTAIRES DE CHAQUE AGE, COMBIEN DE DÉCÈS EN UN AN

| AGES | TABLES ANGLAISES | | | | | | TABLES FRANÇAISES | | TABLE ITALIENNE |
	Sociétés d'Amis anglaises. F. G. P. Neison l'ancien. 1835-40. d'	Sociétés d'Amis anglaises (masc.). A. G. Finlaison junior. 1846-50. e'	Manchester Unity of Odd Fellows (masc.). Henry Ratcliffe. 1846-48. f	1856-60. g'	1866-70. h'	Foresters (masc.). F. G. P. Neison junior. 1871-75. i'	Sociétés mutuelles françaises. Hubbard. vers 1835-49. l'	Ouvriers en soie de Lyon (masc.). Bertillon. 1871-89. m'	Sociétés mutuelles italiennes (masc.). Bodio. 1881-85. o'
20-25 ans	6,67	7,48	7,40	7,58	6,43	7,43	8,5	13,0	6,3
25-30	7,26	7,29	7,90	7,48	7,62	7,29	7,5	5,4	5,9
30-35	7,74	7,96	8,70	8,34	8,18	8,86	9,5	6,4	6,2
35-40	8,75	8,93	9,16	9,91	9,77	10,92	8,9	6,4	7,8
40-45	9,92	11,00	11,65	11,78	12,58	12,84	15,5	10,2	9,2
45-50	12,01	13,06	13,99	14,21	14,29	16,58	16,3	11,8	11,6
50-55	15,67	16,36	18,61	17,95	19,05	20,45	20,3	20,2	14,9
55-60	21,20	23,60	28,67	26,09	24,92	29,73	29,9	19,5	22,2
60-65	27,72	28,55	41,14	35,66	35,37	38,02	54,3	40,7	32,5
65-70	39,68	43,91	57,21	54,99	52,09	58,43	134,3	67,0	50,4
70-75	67,32	62,03	70,52	68,25	78,11	80,03	»	88,0	73,6
Ages inc	»	»	»	»	»	»	»	»	»
Tout âge	12,54	12,57	9,75	11,89	12,63	12,14	14,2	23,5	11,7

NOTES AU TADLEAU IV. — Colonnes *a* à *i*. — Dans les documents anglais, les jours de maladie sont notés en semaines et fractions de semaine. Nous avons réduit ces nombres en jours de maladie.

Colonnes *a* et *c*. — Les chiffres marqués dans ces deux colonnes se rapportent aux périodes d'âge suivantes : 21-25 ans; 26-30; 31-35, etc., très peu différentes de celles qui sont marquées sur ce tableau.

Colonne *e*. — A.-G. Finlaison avertit son lecteur qu'il ne tient pas compte des « maladies chroniques ».

Colonnes *j*, *k*, *l*. — Je suis seul responsable des chiffres que j'attribue à Hubbard dans les deux colonnes *j*, *k*, car c'est moi qui les ai calculés d'après les documents qu'il a rassemblés. Leur total (consigné dans la colonne *l*) a été publié dans le livre d'Hubbard, mais ce n'est pas cette partie de son œuvre qui est généralement reproduite.

Colonne *m*. — J'ai calculé ces chiffres d'après les *Comptes rendus annuels de la Société des ouvriers en soie de Lyon* (1871-89). M. Fontaine les utilisera plus complètement que je ne l'ai fait ici, dans une table de morbidité qu'il prépare actuellement. Cette table, qui distinguera la morbidité *de chaque année d'âge* (mais après ajustement), constituera la meilleure conclusion de ces dix-huit années d'observation. Les chiffres dont j'ai fait usage, rassemblés par périodes quinquennales d'âge, ont été assez considérables pour que les résultats obtenus n'aient besoin d'aucun ajustement.

Colonnes *n* et *o*. — Nous indiquons plus loin les corrections très ingénieuses que M. Bodio a fait subir à ses chiffres de la colonne *o*, afin qu'ils ne se ressentent pas de l'extrême variété des règlements adoptés par les diverses sociétés de secours mutuels.

Comparaison des différentes tables de morbidité. — Pour comparer entre eux ces chiffres, il faut se rappeler que les auteurs anglais (excepté A.-G. Finlaison) ne font aucune différence entre la maladie aiguë et la maladie chronique. Toute incapacité de travail est comptée par eux comme maladie.

Ce serait donc se tromper volontairement que de comparer la colonne *j* de Hubbard aux chiffres anglais; il faut examiner seulement sa colonne *l*. Jusqu'à 45 ou 50 ans au plus, ses chiffres ressemblent en effet à ceux des Anglais. A partir de cet âge, ils sont sensiblement inférieurs. Mais Hubbard prévient son lecteur que les chiffres qu'il donne pour les vieillards doivent être trop faibles, parce qu'il a des raisons de croire que l'on a ignoré l'âge exact de beaucoup de vieillards malades, et qu'on les a portés à la rubrique « âge inconnu ».

Si nous comparons aux chiffres anglais les chiffres fournis par les ouvriers en soie de Lyon, ou ceux qui nous viennent d'Italie, on trouve un écart beaucoup plus grand. Tous ces chiffres, en effet, sont inférieurs même à ceux d'Hubbard (col. *l.*)

Aucune de ces tables ne donne une idée réelle du nombre des journées *d'incapacité de travail*, telle que nous l'avons définie pour les militaires. Toutes donnent, pour l'âge militaire, des chiffres très inférieurs aux 16 jours de chômage, ou même aux 8 jours d'hôpital que nous avons trouvés pour le soldat français moyen.

Importance des tables de mortalité pour apprécier les tables de morbidité. — Les chiffres élevés que nous présentent les tables anglaises ne prouvent pas que les sociétaires anglais aient une santé deux fois plus mauvaise que les sociétaires français ou italiens, car, s'il en était ainsi, la mortalité nous l'indiquerait. Or, la mortalité des mêmes sociétés est à peu près la même en France et en Angleterre (comparer la colonne m' aux colonnes d', e', f', g', h', i',); peut-être même est-elle plus forte parmi les ouvriers lyonnais, par exemple, que parmi les sociétaires anglais[1].

Importance de définir nettement le mot « maladie ». — Les différences qui séparent ces différentes tables résultent donc de manières de compter différentes. Mais ces manière de compter (ou, pour parler plus correctement, ces définitions du mot *maladie*) sont très difficiles à apprécier. Par exemple, nous venons de voir que Hubbard (col. *l*) croit faire un compte très complet, car il compte non seulement les maladies aiguës et chroniques, mais encore les incapacités de travail causées par infirmité. Au contraire, A.-G. Finlaison (col. *e*) prévient son lecteur qu'il ne compte pas les maladies chroniques (ni, à plus forte raison, les infirmités); et cependant, si nous comparons ces deux auteurs, nous trouvons (chose étrange) que les chiffres de A.-G. Finlaison sont constamment supérieurs à ceux d'Hubbard! Pourtant les sociétaires qu'étudiait Finlaison avaient

---

1. La mortalité des sociétaires italiens (très inférieure à celle de la population générale italienne) est, au contraire, assez faible.

une santé à peu près aussi solide que ceux qu'étudiait Hubbard, car la mortalité des uns et des autres est tout à fait pareille.

Lequel est préférable : mêler, comme font les Anglais, les journées de maladie passagère et les journées d'infirmité ; les compter séparément comme a fait Hubbard, ou encore ne compter que les journées de maladie aiguë comme fait la statistique italienne, et comme semblent le faire les ouvriers en soie de Lyon.

A cette question, la réponse me paraît évidente. Il vaut mieux opérer comme le faisait Hubbard ; il faut donc : 1° compter les journées de maladie aiguë ; 2° compter les journées de maladie chronique et d'infirmité ; et il faut distinguer toujours ces deux catégories d'incapacité de travail. En tout cas, et *principalement lorsqu'on ne compte que les journées de maladie aiguë*, il faut donner une définition très nette de ce que l'on entend par maladie *aiguë* ; car si l'on ne précise pas avec rigueur les maladies que l'on fait entrer en ligne de compte et celles que l'on élimine, on arrive évidemment à des chiffres dont la signification est singulièrement vague.

Disons tout de suite que les définitions médicales de « maladie aiguë », « maladie chronique » n'ont pas ici d'application ; la phtisie peut passer pour le type des maladies chroniques, et cependant il est bien certain que la plupart des malades comptés par toutes les statistiques étaient des phtisiques, et qu'ils entrent aussi dans la colonne *j* de la table d'Hubbard. *Quid* des cancéreux, des brightiques, des cardiaques ? Je n'en sais rien ; quand on le demande à ceux qui devraient le savoir, ils répondent que « cela dépend des cas » ; et il faut ajouter que cela dépend aussi des sociétés de secours mutuels et de l'état de leur budget.

On n'a rien dit quand on annonce que les journées d' « infirmité » ne sont pas comptées. Est-ce qu'un individu atteint de maladie organique du cœur, ou de cirrhose, ou de paralysie, ou de rhumatisme noueux est un « infirme » ou un « malade ? »

Raison de plus pour compter autant que possible *toutes* les journées d'incapacité de travail, quitte à distinguer parmi elles celles qui sont dues à une maladie aiguë, et celles qui sont dues à une cause permanente.

De la distinction pratique des maladies aiguës et des chroniques. — La durée d'une maladie est le seul caractère auquel les sociétés de secours mutuels reconnaissent (et puissent reconnaître) son caractère de chronicité. Dans un grand nombre de sociétés, les secours accordés sont moindres lorsque la maladie dure plus de trois mois ; ils deviennent souvent nuls lorsque la maladie dure plus de six mois. La plus grande diversité règne à cet égard dans les règlements. Ils ont une influence naturellement considérable sur les statistiques de morbidité.

La statistique italienne a tenu compte de ces différences dans les règlements des sociétés de secours mutuels. La variété de ces règlements est presque inextricable ! Sur 311 sociétés observées par M. Bodio, il n'y en a que 22 qui donnent des secours, quelle que soit la longueur de la maladie. Ces sociétés ont compté 5,125 cas de maladie. Voici la longueur de ces maladies :

TABLEAU VII (NOMBRES ABSOLUS).

Durée des cas de maladie observés chez 22 sociétés de secours mutuels qui accordent des secours, quelle que soit la longue durée des maladies.

Maladies ayant duré moins de 21 jours...	3.447	cas de maladie.
— de 21 à 30 jours ..	643	—
— de 31 à 40 — ..	371	—
— de 41 à 50 — ..	176	—
— de 51 à 60 — ..	142	—
— de 61 à 70 — ..	79	—
— de 71 à 80 — ..	49	—
— de 81 à 90 — ..	47	—
— de 91 à 120 — ..	84	—
— de 121 à 150 — ..	38	—
— de 151 à 180 — ..	17	—
— de 181 à 270 — ..	26	—
— de 271 à 365 — ..	4	—
— plus de 365 — ..	2	
	5.125	—

De l'observation de ces 22 sociétés, M. Bodio tire la conséquence suivante :

TABLEAU VIII.

Correction à apporter aux statistiques des sociétés de secours mutuels qui n'accordent plus de secours pour les maladies ayant duré :

Plus de 90 jours..	87 jours pour 1,000 journées de maladie observée.				
— 120 — ..	52	—	—	—	
— 150 — ..	32	—	—	—	
— 180 — ..	22	—	—	—	
— 270 — ..	8	—	—	—	
— 365 — ..	5	—	—	—	

Il n'est pas tenu compte ici de l'âge des sociétaires. Qui nous dit cependant que les maladies d'une durée donnée soient proportionnellement aussi nombreuses que chez les adultes et chez les vieillards? L'expérience des Anglais montre qu'il n'en est pas ainsi, et que les maladies sont d'autant plus souvent longues que l'âge est plus avancé. Ainsi, pour que la correction ci-dessus soit pleinement satisfaisante, il faut supposer que la composition par âge des sociétés est toujours la même. Il est certain que les sociétés italiennes diffèrent des sociétés anglaises à d'autres points de vue encore que par la durée des indemnités allouées aux malades, car, malgré le soin avec lequel ont été élaborés les chiffres ci-dessus, la correction indiquée ne suffit pas à rapprocher les chiffres italiens des chiffres anglais. En dépit de la correction proposée, la morbidité italienne continue à paraître (à paraître seulement) très inférieure à la morbidité des sociétaires anglais.

Cela vient de ce que la définition du mot *maladie chronique* n'est pas seulement une question de durée. Il est visible que les sociétés anglaises accordent des secours dans des cas où les sociétés italiennes même les plus libérales en refusent. Par exemple, la statistique des 22 sociétés italiennes qui donnent des secours pendant toute la durée de la maladie trouvent que sur 5,125 cas de maladie, il y en a 32 qui durent plus de 6 mois (exactement 180 jours), soit 6 sur 1,000 cas de maladie. Les

Anglais trouvent une proportion d'environ 25 pour 1,000. Comptons autrement : en Italie, sur 114,240 jours de maladie observés dans ces mêmes sociétés, il y en a 8,193 causés par maladie durant plus de 6 mois, soit environ 71 sur 1,000 journées de maladie; en Angleterre, sur 12,383,249 jours de maladie observés, il y en a eu 5,065,869 causés par des maladies de plus de six mois, soit 409 pour 1,000.

En Italie, presque jamais les sociétés, même les plus libérales, ne comptent de maladie ayant duré plus d'un an (2 cas seulement dans les 22 sociétés susdites). En Angleterre, 376 malades (de l'ordre des forestiers) reçoivent des secours (à vrai dire réduits) depuis plus de 5 ans, quelques-uns même depuis plus de 20 ans. Pourquoi ces différences entre la statistique italienne et celle des forestiers? Il est difficile de s'en rendre compte d'après les textes qui les accompagnent l'une et l'autre. Toutes deux se servent de termes équivalents (*malattia*, *sickness*) pour désigner le mot *maladie*. Ni l'une ni l'autre ne parlent même d'infirmités; encore moins définissent-elles le mot. La nature des maladies indemnisées ne nous est indiquée que par la statistique anglaise, et encore très vaguement, et seulement pour les maladies ayant duré plus de 5 ans. Il paraît, d'après quelques renseignements insuffisants, que ces malades sont affligés pour la plupart « soit de la perte d'un membre par suite d'accident, soit de cécité, d'aliénation mentale, soit de paralysie, soit de rhumatisme, etc. ».

On voit, d'après ce qui précède, que, pour apprécier une statistique de morbidité, il faut non seulement savoir la durée des secours accordés, mais encore être renseigné sur la nature des maladies qui sont entrées en ligne de compte.

De la distinction entre les maladies et les simples indispositions. — Cette distinction est plus aisée que la précédente. La plupart des sociétés de secours mutuels n'accordent pas de secours pour des maladies n'ayant duré que peu de jours (3 à 7 jours, suivant les sociétés).

La statistique italienne est la seule, à ma connaissance, qui nous renseigne sur la fréquence de ces courtes maladies et sur l'influence que peut avoir sur les chiffres de morbidité le fait de les compter ou de ne pas les compter.

Dans 30 sociétés italiennes (je ne sais pas le nombre de sociétaires qui les composent), les journées de maladie sont indemnisées (et par conséquent comptées) dès le premier jour de maladie. M. Bodio a compté le nombre de chacune de ces courtes maladies.

TABLEAU IX (NOMBRES ABSOLUS).

Durée des cas de maladie observés chez 30 sociétés de secours mutuels qui accordent des secours dès le premier jour de maladie.

Maladies ayant duré 1 jour..........	12	cas de maladie.
— 2 jours..........	126	—
— 3 —	337	—
— 4 —	558	—
— 5 —	783	—
— 6 —	803	—
— 7 —	651	—
— 8 —	600	—
— 9 —	469	—
— plus de 9 jours ..	5.735	—
TOTAL............	10.094	—

La rareté des maladies n'ayant duré que un ou deux jours s'explique sans doute parce que la plupart des sociétaires ont eu la discrétion de ne pas réclamer un secours auquel ils avaient droit sans doute, mais qui était trop faible pour répondre à un besoin réel.

D'après ce tableau, M. Bodio a calculé le suivant :

TABLEAU X.

Correction à apporter aux statistiques des sociétés qui n'accordent de secours qu'à partir :

Du 2ᵉ jour.......	1 jour	pour 1,000 journées de maladie.		
Du 3ᵉ —	27 jours	—	—	
Du 4ᵉ —	129 —	—	—	
Du 5ᵉ —	315 —	—	—	
Du 6ᵉ —	622 —	—	—	

On voit l'importance considérable de cette correction[1]. C'est après l'avoir faite et avoir fait aussi celle qui est indiquée au tableau VIII que M. Bodio est arrivé à la colonne *o* du tableau IV.

Pourquoi il est préférable d'évaluer la morbidité par journées de maladie plutôt que par cas de maladie ou par malade. — Il est à peine besoin d'insister sur ce point. Au point de vue financier, le nombre des journées de maladie est de beaucoup le plus important. Au point de vue purement scientifique, il a l'avantage de résumer à la fois le nombre des maladies et leur durée.

Enfin, s'il est difficile de connaître le nombre des jours de maladie, cette recherche est certainement plus facile que le nombre des cas de maladie. En effet, la maladie la plus répandue dans les sociétés de secours mutuels, comme partout, est la phtisie; or, cette maladie, avant de rendre un homme complètement et définitivement impropre au travail, peut se compliquer de quantité d'accidents qu'on sera bien forcé de compter comme autant de cas de maladie, et qui, en réalité, n'en constituent à eux tous qu'un seul.

Il serait peut-être meilleur de compter le nombre des malades, mais la forme adoptée par les sociétés de secours mutuels pour leur comptabilité rendrait ce compte souvent difficile à faire.

La conclusion à tirer de tout ce qui précède, c'est qu'une table de morbidité ne vaut pas une table de mortalité pour apprécier l'état sanitaire d'une collectivité quelconque, parce qu'il n'y a guère qu'une manière de comprendre le mot *mort*, tandis qu'il y en a beaucoup de comprendre le mot *maladie*.

---

1. Les chiffres de ce tableau seraient naturellement moins élevés dans des sociétés où les maladies de longue durée seraient comptées plus fréquemment qu'elles ne le sont en Italie.

Pour ce motif, il nous semble qu'il aurait peut-être mieux valu rapporter le nombre des maladies de chaque durée, non pas au nombre total des maladies, mais au nombre des sociétaires observés. Le document aurait eu plus de valeur encore s'il avait été possible d'y introduire la distinction des âges

Il faut donc, lorsqu'on compare entre elles différentes tables de morbidité, consulter en même temps les tables de mortalité qui accompagnent chacune d'elles. On pourra tirer des conclusions plus assurées de la comparaison des chiffres tirés d'une même table, ou tout au moins d'une même société de secours mutuels, de façon à être certain qu'ils ont été calculés d'après des définitions et des méthodes parfaitement semblables.

La morbidité est plus grande dans les villes que dans les campagnes. — Ce point a beaucoup occupé les calculateurs anglais. Ils distinguent les *rural districts* (moins de 5,000 habitants), les *town districts* (de 5,000 à 30,000 habitants), et les *city districts* (plus de 30,000 habitants).

Le tableau XI montre que la morbidité augmente avec la densité de la population. Et, ce qui prouve bien que l'état sanitaire est la cause de cette aggravation, c'est que la mortalité augmente parallèlement. Nous citons à l'appui de cette proposition la statistique des Forestiers; il faut ajouter que celle des autres auteurs anglais est beaucoup moins démonstrative.

La morbidité des femmes l'emporte sur celle des hommes, surtout pendant la puberté. — Cela résulte très clairement des observations faites sur les ouvriers lyonnais (société où les femmes sont très nombreuses) et sur les sociétés italiennes. On peut résumer les chiffres en disant que jusqu'à l'âge de 45 ans environ la morbidité des femmes est égale à une fois et demie celle des hommes. Au-dessus de cet âge, la différence s'atténue petit à petit.

La lecture des statuts de la société lyonnaise permet d'affirmer que le sens du mot « maladie » est à peu près le même pour les deux sexes (sauf la maladie physiologique causée par l'accouchement). On est donc tenté de croire que ces chiffres traduisent exactement une différence réelle entre la morbidité des deux sexes. Peut-être ne faut-il pas la généraliser à toute la population. En effet, en même temps que la morbidité, la mortalité des ouvrières lyonnaises est sensiblement plus forte que celle des hommes du même âge. Il s'en faut de beaucoup

TABLEAU XI

Ancien Ordre des Forestiers (1871-75). MORBIDITÉ ET MORTALITÉ SELON L'HABITAT

(Sexe masculin.)

AGE	MORBIDITÉ Semaines et ractions de semaine de maladie en un an pour un sociétaire de chaque âge.			MORTALITÉ Pour 1,000 sociétaires de chaque âge, combien de décès en un an.		
	Districts ruraux.	Petites villes De 5,000 à 30,000 habitants	Grandes villes.	Districts ruraux.	Petites villes De 5,000 à 30,000 habitants	Grandes villes.
20-25 ans	0,799	0,833	0,833	6,70	7,29	8,52
25-30	0,829	0,882	0,833	6,35	6,84	8,51
30-35	0,912	0,986	0,996	7,88	8,96	9,52
35-40	1,060	1,126	1,228	8,93	10,16	12,85
40-45	1,210	1,359	1,401	10,39	12,81	14,49
45-50	1,464	1,720	1,870	12,53	16,43	19,55
50-55	1,778	2,336	2,589	17,55	18,94	23,81
55-60	2,726	3,460	3,673	24,94	30,36	33,40
60-65	4,001	4,835	4,919	33,22	38,43	42,32
65-70	7,252	9,137	7,714	54,54	58,81	66,70
70-75	11,244	13,619	11,219	79,06	84,29	75,84
Tout âge	1,258	1,410	1,404	10,45	12,04	13,65

TABLEAU XII

MORBIDITÉ COMPARÉE DES DEUX SEXES

AGE des sociétaires.	D'APRÈS LA SOCIÉTÉ DES OUVRIERS EN SOIE DE LYON						D'APRÈS LES SOCIÉTÉS ITALIENNES (CHIFFRES RECTIFIÉS)			
	MORBIDITÉ — NOMBRE DE JOURS DE « MALADIE » PAR AN POUR UN SOCIÉTAIRE			MORTALITÉ — NOMBRE DE DÉCÈS EN UN AN POUR 1,000 SOCIÉTAIRES			MORBIDITÉ — NOMBRE DE JOURS DE « MALADIE » PAR AN POUR UN SOCIÉTAIRE		MORTALITÉ — NOMBRE DE DÉCÈS EN UN AN POUR 1,000 SOCIÉTAIRES	
	Masc.	Fém.	Total.	Masc.	Fém.	Total.	Masc.	Fém.	Masc.	Fém.
1	2	3	4	5	6	7	8	9	10	11
18-19 ans	1,76	2,18	2,11	»	»	»	5,0	»	»	»
20-24	3,06	6,37	5,92	13,0	10,2	10,6	5,4	7,8	6,3	»
25-29	3,40	7,49	6,69	5,4	9,3	8,6	5,1	8,0	5,9	9,1
30-34	3,37	7,64	6,56	6,4	9,2	8,5	6,0	8,7	6,2	10,7
35-39	4,32	7,62	6,68	6,4	8,9	8,2	6,2	7,7	7,8	8,1
40-44	5,29	7,64	6,93	10,2	9,4	9,6	6,8	9,2	9,2	10,0
45-49	5,89	8,12	7,41	11,8	13,5	12,8	7,9	8,3	11,6	8,9
50-54	8,04	9,58	9,07	20,2	14,3	16,3	9,2	9,3	14,9	14,1
55-59	8,38	11,01	10,02	19,5	21,9	21,0	11,2	9,7	22,2	15,9
60-64	11,15	14,52	13,15	40,7	44,9	41,5	13,4	10,0	32,5	»
65-69	16,73	18,57	17,86	67,0	55,0	60,1	14,7	8,2	50,4	»
70-74	19,76	24,48	22,30	88,0	85,4	86,7	13,4	»	73,6	»
75-ω	25,90	30,87	28,88	148,0	161,0	154,6	»	»	»	»
Moyenne	7,81	9,39	8,90	23,5	17,6	19,4	6,6	8,5	11,7	10,7

que ce soit le cas ordinaire. On est donc en droit de se demander s'il n'existe pas quelque particularité professionnelle qui nuise à la santé des ouvrières en soie de Lyon.

En Italie, toutefois, on observe entre la morbidité des deux sexes une différence à peu près aussi forte qu'à Lyon. Les observations qui concernent les femmes proviennent pour la plupart de sociétés mixtes aux deux sexes. La mortalité des femmes est calculée d'après des observations trop peu nombreuses.

L'excellente statistique italienne fournit un renseignement jusqu'à présent unique; c'est la morbidité par profession *et par âge*. Nous étudierons ces précieux résultats dans un autre mémoire.

Conclusions — De cette longue comparaison des différentes tables de morbidité, nous avons tiré les conclusions suivantes.

1° Une table de morbidité n'a de valeur qu'à la condition expresse de distinguer l'âge des sociétaires (malades ou non) et l'âge des malades;

2° On peut affirmer que les différences très notables et assez inexplicables qui séparent les tables de morbidité anglaises de celles de France et d'Italie sont purement apparentes et tiennent à l'insuffisance des définitions;

3° Une statistique de morbidité doit distinguer les indispositions, les maladies de courte durée, les maladies de longue durée, les infirmités[2]. Elle doit donner des définitions précises de ces quatre termes;

4° Elle doit faire connaître la nature des causes d'incapacité de travail qu'elle fait entrer en ligne de compte;

5° Une table de morbidité ne vaut pas, dans l'état actuel,

---

1. A la rigueur, on pourrait distinguer seulement deux groupes de maladies, à savoir : 1° les indispositions et maladies de courte durée; 2° les maladies de longue durée et infirmités. Mais il est indispensable d'expliquer très nettement quelles sont les causes de chômage que l'on exclut des comptes, soit à cause de leur brièveté, soit à cause de leur longue durée.

Dᴿ BERTILLON.

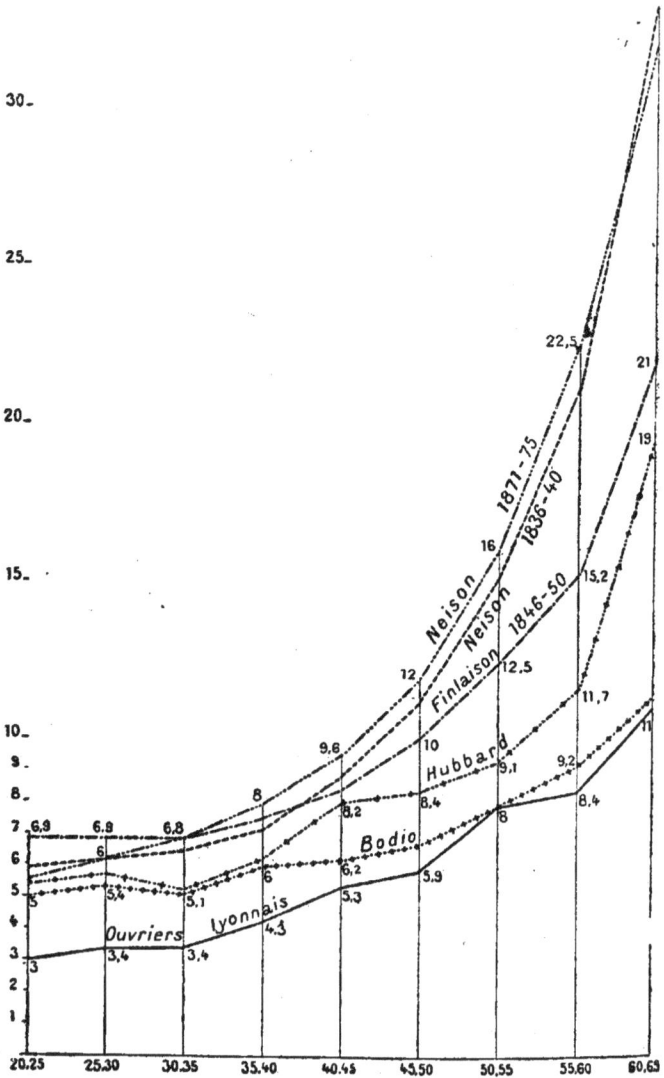

FIG. 1.

une table de mortalité pour apprécier l'état sanitaire d'une collectivité quelconque. Cela vient de ce qu'il n'y a guère qu'une manière de comprendre le mot *mort*, tandis qu'il y en a beaucoup de comprendre le mot *maladie*;

6° Les statistiques militaires sont les seules dans lesquelles le sens du mot *maladie* soit rigoureusement défini. Aussi les chiffres fournis par les diverses armées sont passablement concordants. Si la morbidité des militaires est dans tous les pays plus élevée que celle des mutualistes du même âge, cela tient non seulement à l'insalubrité des armes, mais surtout à ce que le mot « journée de maladie » est pris, dans l'armée, très rigoureusement dans le sens d'*incapacité de travail* causée par un état pathologique;

7° La morbidité (et la mortalité) sont moindres, d'après les tables anglaises de 1871-75, dans les campagnes que dans les petites villes, et dans celles-ci que dans les grandes villes;

8° La morbidité des femmes adultes est plus grande que celle des hommes (ouvriers en soie de Lyon, mutualistes italiens).

LÉGENDE

MORBIDITÉ A CHAQUE AGE, SELON LES AUTEURS ANGLAIS, FRANÇAIS, ITA-
LIENS (pour un homme de chaque âge, combien, en moyenne, de jours de maladie en un an?).

Les âges sont indiqués au bas de la figure (20-25; 25-30; 30-35, etc.)

Au niveau des points qui représentent chacun d'eux, on a élevé une ordonnée. On a pris sur cette ordonnée une hauteur d'autant plus élevée que la morbidité est plus élevée. Les chiffres marqués sur la figure indiquent la morbidité.

On voit que les chiffres calculés par les auteurs anglais (les deux Nei-son et Finlaison) sont plus élevés (surtout pour les âges avancés) que les chiffres calculés d'après les documents français (Hubbard et les ouvriers lyonnais), ou d'après les documents italiens (Bodio). D'après l'auteur, cette différence ne tient pas à un écart réel entre la morbi-dité des Anglais et celle des Français et des Italiens, mais à une différence dans le sens attaché au mot *maladie*. Cependant Finlaison déclare qu'il ne fait pas entrer dans ses comptes les « maladies chroniques » (d'où les différences qui le séparent des deux Neison), tandis qu'Hubbard déclare qu'il compte non seule ment les « maladies chroniques », mais aussi les « infirmités ».

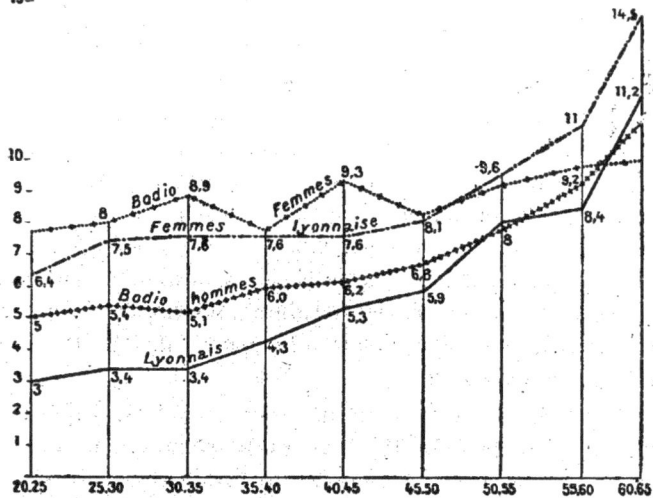

FIG. 2.

MORBIDITÉ COMPARÉE DES DEUX SEXES (pour un individu de chaque sexe et de chaque âge, combien, en moyenne, de jours de maladie en un an?).

Ce diagramme est construit suivant les mêmes règles et à la même échelle que le précédent. Les âges sont indiqués au bas de la figure. Au niveau des points qui représentent chacun d'eux, on a élevé une ordonnée. On a pris sur cette ordonnée une hauteur d'autant plus élevée que la morbidité est plus élevée. Les chiffres marqués sur la figure indiquent la morbidité.

On voit que la morbidité des femmes pubères est presque deux fois plus élevée que celle des hommes du même âge. Les différences sont moindres après 50 ans.

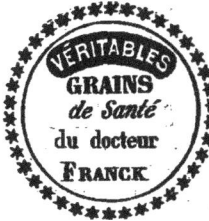

Paris. — Imprimerie PAUL DUPONT (Cl.) 13 bis. 10.91.

REVUE
D'HYGIÈNE

ET DE

POLICE SANITAIRE

RÉDACTEUR EN CHEF :

M. E. VALLIN, membre de l'Académie de médecine, médecin inspecteur de l'armée.

MEMBRES DU COMITÉ DE RÉDACTION :

M. J. BERGERON, secrétaire perpétuel de l'Académie de médecine, vice-président du Comité consultatif d'hygiène de France, médecin honoraire des hôpitaux.

GRANCHER, professeur à la Faculté de médecine, médecin des hôpitaux, membre du Comité consultatif d'hygiène de France.

H. NAPIAS, secrétaire général de la Société de médecine publique, inspecteur général des services administratifs au ministère de l'Intérieur, membre du Comité consultatif d'hygiène de France.

A. PROUST, inspecteur général des services sanitaires, professeur à la Faculté de médecine, membre de l'Académie de médecine, médecin de l'Hôtel-Dieu.

J. ROCHARD, ancien inspecteur général et président du Conseil supérieur de santé de la marine, membre de l'Académie de médecine et du Conseil d'hygiène de la Seine.

E. TRÉLAT, directeur de l'École spéciale d'architecture, professeur au Conservatoire des arts et métiers.

SECRÉTAIRE DE LA RÉDACTION : A.-J. MARTIN,
Membre du Comité consultatif d'hygiène de France.

LA REVUE PARAIT LE 20 DE CHAQUE MOIS

PRIX DE L'ABONNEMENT :

Paris : **20** fr. — Départements : **22** fr. — Union postale : **23** fr.

PARIS
G. MASSON, ÉDITEUR
LIBRAIRE DE L'ACADÉMIE DE MÉDECINE
120, Boulevard Saint-Germain

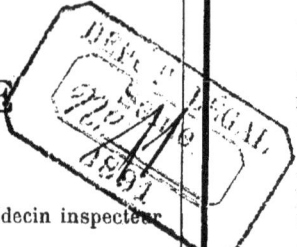

SOMMAIRE DU N° II

La Revue devant paraître régulièrement le 20 de chaque mois, il ne sera plus tenu désormais aucun compte des corrections ou des demandes de changements qui ne seront pas parvenues avant le 14 à M. le Dr A.-J. Martin, 3, rue Gay-Lussac, Paris.

LE QUINQUINA SOLUBLE ASTIER

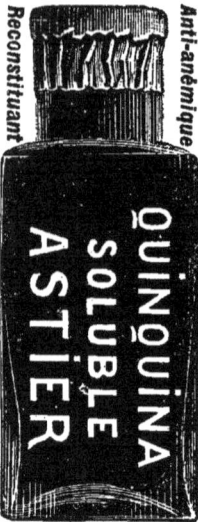

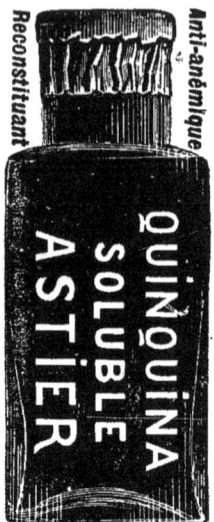

REVUE
D'HYGIENE
ET DE
POLICE SANITAIRE

MÉMOIRES

DE LA MORBIDITÉ ET DE LA MORTALITÉ PAR PROFESSIONS

*[Étude accompagnée d'une nouvelle table de mortalité par pro-
fessions, calculée d'après les Annuaires statistiques de la Ville
de Paris, 1885-89) [1],*

Par M. le Dr Jacques BERTILLON

Je vous présente, Messieurs, une table de mortalité par professions, que j'ai calculée d'après les documents recueillis par la ville
de Paris pendant les cinq années 1885-89.

À défaut d'autre mérite, cette table a celui d'être la première de
ce genre qui ait été faite en France. Des tables de mortalité par
professions dignes de foi n'ont été publiées jusqu'à ce jour qu'en
Angleterre et en Suisse. La plus ancienne a été construite d'après
les années 1860-1861, et d'après l'année 1871 par l'illustre William
Farr; une autre table a été calculée d'après les trois années 1880-
1882 par son successeur, M. Ogle. Ces années ont été choisies pour
cette recherche parce que ce sont les années où se sont faits des
recensements. Elles donnent des résultats remarquablement concordants.

---

1. Ce mémoire a été communiqué à la Société de médecine publique, dans
la séance du 28 octobre 1891 (Voir page 1065).

Une table de mortalité par professions a été faite en Suisse d'après les quatre années 1879-1882 (voisines du recensement de 1880) par M. Kummer.

Nous allons comparer les résultats de ces quatre tables, rapprochant les chiffres relatifs à chaque profession, de la moyenne générale du pays observé. Le plus souvent nous trouverons que les mêmes professions donnent dans les trois pays des résultats analogues.

Nous rapprocherons ces résultats des deux tables de *morbidité* par professions dressées par M. Bodio, d'après l'observation des sociétés italiennes de secours mutuels. Les résultats de M. Bodio sont souvent en contradiction avec ceux des tables de mortalité. J'y vois une confirmation de la conclusion que je formulais en novembre 1890 dans la *Revue d'hygiène :* c'est que, dans l'état actuel des choses, une table de morbidité ne vaut pas une table de mortalité pour apprécier l'état sanitaire d'une population. Cela vient de ce qu'il est très délicat de distinguer une maladie d'une simple indisposition, ou encore de distinguer une maladie aiguë d'une maladie chronique et celle-ci d'une infirmité. Il y a bien des manières différentes de comprendre le mot *maladie,* tandis qu'il n'y a qu'un sens au mot *mort* [1].

Avant d'entreprendre le travail de comparaison, auquel je vais vous convier, il convient de se prémunir contre les causes d'erreur très nombreuses que vont nous présenter les chiffres.

I

DIFFICULTÉ DE CONSTRUIRE ET D'INTERPRÉTER UNE TABLE
DE MORBIDITÉ PAR PROFESSIONS.

Rien de plus délicat que la construction des tables de mortalité par professions. On peut véritablement dire qu'elles sont fondées sur le sable mouvant. En effet, le calcul de ce rapport : « Sur 1,000 bouchers, combien de bouchers décédés? » suppose que l'on connaît : 1° le nombre des bouchers vivants; 2° le nombre de ceux qui sont morts. Or, on ne peut connaître exactement ni l'un ni l'autre de ces deux nombres. En effet, au jour du recensement, un cer-

1. *Revue d'hygiène,* novembre 1890.

tain nombre de patrons bouchers croient répondre suffisamment au questionnaire en se déclarant « négociants », sans dire quel négoce ils font; tandis que leurs garçons se déclarent « employés », sans dire à quel emploi ils sont consacrés. Ainsi on ne connaît pas exactement le nombre des vivants de chaque profession. On ne connaît pas mieux (et pour les mêmes raisons) le nombre des décès de chaque profession.

Mais voici pis encore. A ce qui précède, il n'y aurait que demi-mal si nous pouvions être certain que le même individu qui s'est déclaré pompeusement « négociant » au jour du recensement sera désigné de la même façon au jour de son décès. Malheureusement rien ne nous garantit qu'il en sera ainsi.

En outre, il est fréquent qu'un individu exerce à la fois plusieurs professions; en ce cas, il est prescrit de ne mentionner que la *principale*. Mais qui peut dire si la profession déclarée comme principale, au jour du recensement, sera jugée également principale au jour du décès?

De ces difficultés vient l'extrême prudence avec laquelle William Farr a procédé pour la construction de ses tables. D'après les années 1860-1861, il n'avait consenti à calculer la mortalité que d'une vingtaine de professions choisies parmi les mieux définies. La concordance des résultats de 1871 avec les précédents l'a déterminé à étendre davantage ses recherches. M. Ogle, quoique reconnaissant toute la difficulté du problème, a pu étendre ses investigations sur une centaine de professions.

La table suisse a de même été bornée volontairement à un nombre très restreint de professions.

Sur les 236 professions distinguées par le recensement parisien de 1886 et par les listes mortuaires élaborées sous notre direction, nous n'en avons conservé que 43 sur la table que nous publions actuellement, et encore ne pouvons-nous pas nous flatter d'avoir sur elles des renseignements bien rigoureusement exacts.

A cette difficulté s'en joint une autre dont il est plus facile de se garer. La nomenclature distingue les professions industrielles des professions commerciales; mais cette distinction est en pratique très difficile, car l'industriel qui fabrique des chapeaux et le commerçant qui se borne à les vendre s'appellent tous deux, dans le langage courant, des *chapeliers;* de même les mots *bonnetiers, drapiers, cordonniers, horlogers, bijoutiers,* etc., s'entendent à la

fois de celui qui fabrique et de celui qui se borne à revendre. De
là des confusions inévitables. Aussi, pour calculer les chiffres de
notre tableau, nous avons toujours additionné les chiffres relatifs
aux commerçants et aux industriels s'occupant des mêmes mar-
chandises. Ainsi fait la nomenclature anglaise, qui confond presque constamment les industriels et les commerçants sous des
titres génériques tels que : *engaged in the iron, engaged in the
wool*, etc.

Pour un certain nombre de professions, les chiffres sont exacts,
mais ils résultent d'observations trop peu nombreuses pour nous
permettre d'en tirer une conclusion certaine.

Enfin, supposons nos chiffres exacts et suffisamment considérables pour nous permettre de calculer des rapports sérieux. Les
difficultés d'interprétation se dresseront devant nous.

Tout d'abord, il est essentiel que la mortalité des professions
soit calculée par âge. En effet, si on ne distingue pas les âges, on
trouvera que les propriétaires, par exemple, sont frappés par une
mortalité considérable. Cependant leur profession, qui n'a rien de
pénible, n'est pas davantage insalubre. Leur forte mortalité vient
uniquement de ce fait que les propriétaires sont pour la plupart des
hommes âgés, jouissant dans leur vieillesse de la fortune qu'ils ont
acquise dans l'âge viril. Ils ont donc une mortalité de vieillards,
parce qu'ils sont vieux en effet. Si l'on calcule leur mortalité âge
par âge, on s'aperçoit que leur mortalité à chaque âge est des plus
faibles. Réciproquement, si l'on calcule la mortalité des militaires
sans distinguer les âges, on trouvera une mortalité faible; cela tient
uniquement à ce que les militaires sont jeunes pour la plupart; si
on calcule leur mortalité âge par âge, on s'aperçoit qu'elle dépasse
la moyenne, et que, malgré les progrès de l'hygiène militaire, le
métier des armes est encore assez insalubre.

Nous avons dû rejeter un grand nombre de travaux relatifs à la
morbidité professionnelle et à la mortalité professionnelle, où cette
distinction indispensable n'avait pas été faite. A notre avis, elles ne
peuvent servir à rien.

Même une table de mortalité professionnelle avec distinction d'âge
est très difficile à interpréter. Supposons les chiffres parfaitement
exacts; supposons-les assez grands pour permettre des calculs concluants; supposons enfin que, pour une profession donnée, nous
trouvions dans plusieurs pays des résultats analogues, notre tâche

ne sera pas terminée. Il ne nous sera pas encore démontré que nous ayons l'expression du degré de salubrité de cette profession.

Voici, en effet, comment les choses se présenteront :

Un certain nombre de professions exigent que ceux qui les exercent soient vigoureux. Quoi d'étonnant si leur mortalité est faible? Cela ne signifiera pas que la profession en question est salubre, mais seulement que ceux qui l'exercent sont choisis parmi les plus forts du pays. Ici encore la distinction des âges nous sera précieuse. En effet, si la profession que nous venons de supposer est insalubre, nous verrons la mortalité rester faible dans la jeunesse (parce qu'alors la sélection des meilleurs fera encore sentir son effet), puis augmenter rapidement à partir de 25 ou 30 ans par exemple. Ce sera le signe que cette profession est insalubre. Mais ce signe lui-même pourra manquer lorsque la profession exige une telle vigueur que les hommes doivent choisir un autre métier dès qu'ils sont devenus valétudinaires. Dans ce cas, les chiffres pourront nous tromper entièrement, et la mortalité de chaque âge pourra être faible, quoique se rapportant à une profession léthifère.

Réciproquement les professions paisibles, celles qui ne nécessitent pas d'effort musculaire sérieux, sont recherchées par les individus les plus faibles qui n'ont ni le moyen ni le goût de se fatiguer beaucoup. Telles sont les professions de tailleur, cordonnier, horloger, etc. Quoi d'étonnant si elles donnent lieu à un nombre de décès assez élevé? Cette forte mortalité provient de la faiblesse native de ceux qui exercent la profession examinée, mais ne signifie nullement que cette profession soit insalubre. L'examen de la mortalité par âge nous sera d'un utile secours. Si la profession considérée est salubre en elle-même, nous trouverons une mortalité assez forte de la jeunesse, puis (lorsque le stock des phthisiques et autres valétudinaires sera liquidé) une mortalité moins défavorable aux âges suivants.

Mais il n'en est pas toujours ainsi. Certaines professions faciles à apprendre sont le refuge des infirmes qui ont échoué dans toutes les autres. Tels sont les camelots, marchands ambulants, les journaliers, les soi-disant professeurs, etc. Ces professions sont frappées d'une forte mortalité à tous les âges sans qu'il en faille conclure qu'elles sont malsaines. Ce sont ceux qui les exerçent qui sont malades.

Les difficultés que nous venons d'énumérer, et qui rendent si

dangereuses la construction des tables de mortalité par profession
et leur interprétation, sont encore plus graves pour les femmes que
pour les hommes. Aussi avons-nous, comme nos prédécesseurs anglais et suisses, renoncé à calculer aucun chiffre pour les femmes ;
nos tableaux ne s'appliquent qu'aux individus du sexe masculin.

On ne devra pas oublier dans cette comparaison que, toutes choses
égales d'ailleurs, la mortalité moyenne à chaque âge est beaucoup
plus forte à Paris que sur les montagnes de la Suisse ou même
qu'en Angleterre. Donc, nous devons attendre que, toutes choses
égales d'ailleurs, chaque profession présentera une mortalité plus
élevée à Paris qu'en Suisse. De là résulte que, pour la comparaison
que nous entreprenons, il faut avoir les yeux sans cesse fixés sur
la mortalité moyenne des pays que l'on considère. Veut-on apprécier la mortalité des imprimeurs en Suisse? On compare la mortalité des imprimeurs suisses de chaque âge à la mortalité corres-
pondante des Suisses en général ; on trouve ainsi que cette mortalité
est considérable. Veut-on ensuite voir s'il en est de même à Paris?
On compare de même la mortalité des imprimeurs de chaque âge à
la mortalité parisienne en général. On trouve ainsi que la mortalité
des imprimeurs de Paris dépasse sensiblement la moyenne de Paris.
Il en est de même en Angleterre, et nous devons conclure que cette
profession est insalubre dans les trois pays étudiés.

En général, il en est ainsi, et les professions insalubres en Suisse
et en Angleterre le sont également à Paris. Ainsi les imprimeurs,
les charretiers et cochers sont frappés, en Suisse comme à Paris,
d'une mortalité très forte. Au contraire, les employés des postes et
télégraphes n'ont qu'une mortalité des plus faibles.

II

COMPARAISON DES QUATRE PRINCIPALES TABLES DE MORTALITÉ PAR PROFESSIONS.

Examinons à présent la mortalité de chaque profession, en nous
aidant des quatre tables que nous possédons, et parfois de quelques
autres documents. Quand il y aura lieu, nous mentionnerons la
table de morbidité des sociétés italiennes.

Industries agricoles. — En Angleterre, comme en Suisse, leur
mortalité est des plus faibles. Les *jardiniers pépiniéristes* anglais
ont une mortalité plus faible encore. A Paris, la mortalité des

horticulteurs maraîchers, si nombreux à Grenelle, est égale à la mortalité moyenne.

Il faut remarquer, en Angleterre, la mortalité considérable des jeunes *farmers* de 15 à 25 ans. Elle est constante. Peut-être ces jeunes hommes, devenus propriétaires à un âge très jeune, c'est-à-dire ayant hérité des biens de leurs parents de très bonne heure, ont aussi hérité de leur santé (évidemment débile, puisque ces parents sont morts ayant des enfants jeunes) et sont moissonnés par des maladies héréditaires.

Les domestiques de ferme ont une mortalité très faible, mais un peu supérieure à celle de leurs maîtres.

Les *gardes-chasse* anglais, étant des hommes choisis, vigoureux, convenablement payés, libres de tout souci sérieux, et menant une vie active au grand air, jouissent d'une santé magnifique.

Résultat singulier : tandis que les agriculteurs jouissent évidemment, d'après les tables de mortalité anglaise et suisse, d'une santé enviable, ils seraient, d'après les mutualités italiennes, sujets à plus de jours de maladie que les ouvriers. Et ce résultat paradoxal se retrouve dans chacune des deux périodes étudiées.

En Suisse, comme en Angleterre, la phthisie est *deux* fois moins répandue parmi les agriculteurs et les horticulteurs que parmi le commun des hommes. Il résulte de la table anglaise qu'il faut faire une différence entre les fermiers et leurs ouvriers. L'alcoolisme est plus répandu parmi les fermiers ; à sa suite viennent les *maladies du foie* et le *suicide* (plus fréquents parmi eux que dans la moyenne anglaise). Les ouvriers de ferme et les jardiniers pépiniéristes n'ont pas le moyen ou n'ont pas le désir de s'enivrer aussi souvent : les maladies du foie et le suicide sont exceptionnellement rares parmi eux. Mais, plus exposés aux intempéries que les fermiers, ils succombent bien plus souvent aux inflammations des organes respiratoires.

Industries extractives [1]. — Les *mineurs de charbon* jouissent constamment d'une mortalité des plus faibles. Toutes les causes de mort sont rares chez eux, excepté les morts violentes et les maladies inflammatoires du poumon.

Les chiffres relatifs à la phthisie sont faibles, et M. Ogle soupçonne

---

1. Presque toutes les considérations exposées dans ce paragraphe sont empruntées à M. Ogle.

Mortalité par professions.

s chiffres marqués sur chaque graphique expriment le nombre annuel des décès pour 1,000 individus de la p■
et de l'âge indiqués (*l'âge est marqué au pied de chaque ordonnée*).
Ces chiffres sont traduits graphiquement par un trait plein qui représente la mortalité de chaque professie■
Le trait pointillé représente la mortalité moyenne de la population totale.

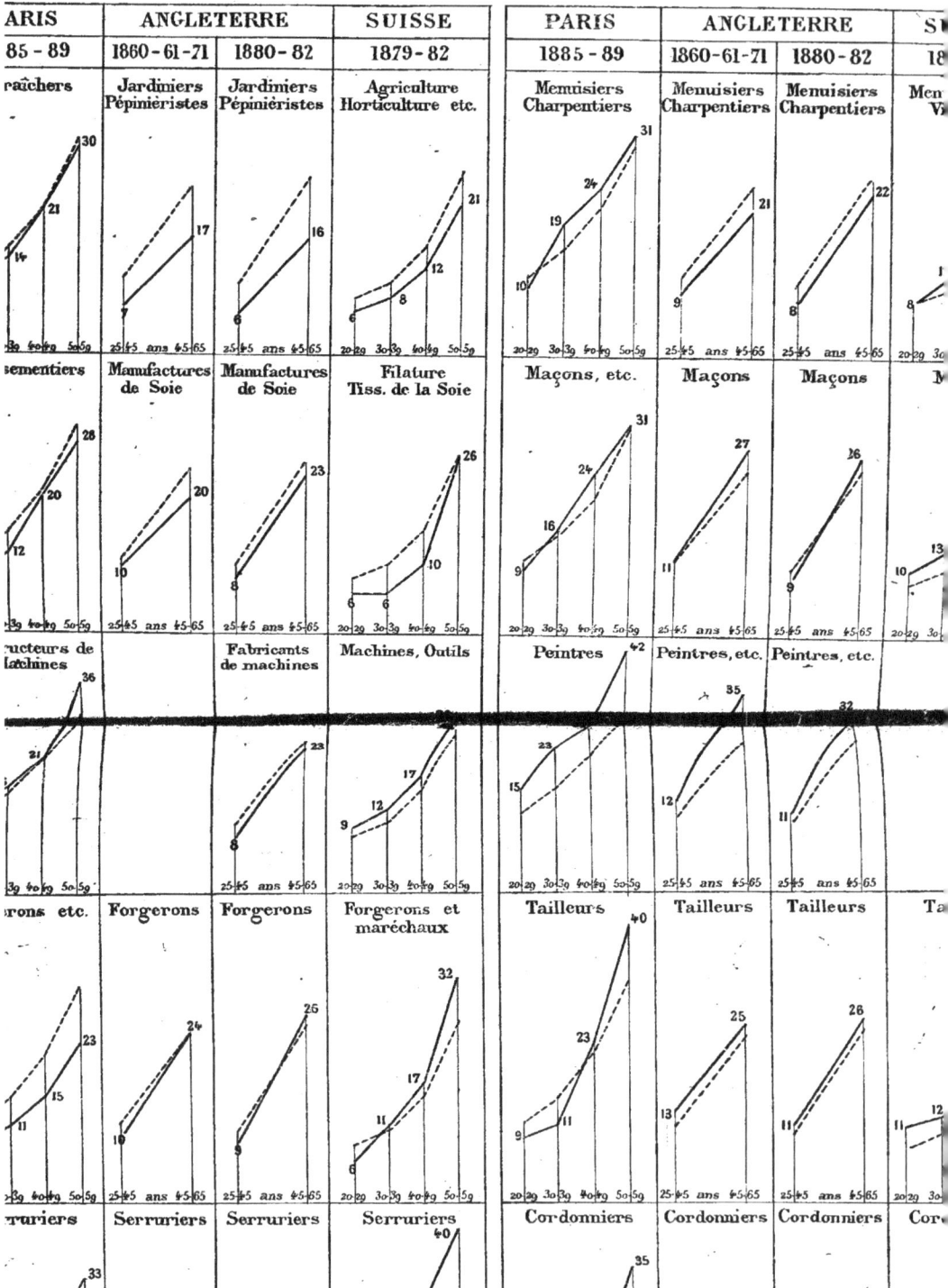

ARIS	ANGLETERRE		SUISSE	PARIS	ANGLETERRE		S■
85 - 89	1860-61-71	1880-82	1879-82	1885-89	1860-61-71	1880-82	18
raîchers	Jardiniers Pépiniéristes	Jardiniers Pépiniéristes	Agriculture Horticulture etc.	Menuisiers Charpentiers	Menuisiers Charpentiers	Menuisiers Charpentiers	Men Vi■

| sementiers | Manufactures de Soie | Manufactures de Soie | Filature Tiss. de la Soie | Maçons, etc. | Maçons | Maçons | M |

| ructeurs de lachines | | Fabricants de machines | Machines, Outils | Peintres | Peintres, etc. | Peintres, etc. | |

| rons etc. | Forgerons | Forgerons | Forgerons et maréchaux | Tailleurs | Tailleurs | Tailleurs | Ta |

| ruriers | Serruriers | Serruriers | Serruriers | Cordonniers | Cordonniers | Cordonniers | Cor■ |

qu'ils seraient plus faibles encore que ne le disent les documents si l'on n'avait pas compté sous cette rubrique un certain nombre de décès causés par la maladie appelée communément « phthisie des mineurs » (*miners' phthisis*), maladie qui, paraît-il, n'est pas tuberculeuse.

La faiblesse de la mortalité des mineurs de charbon est un fait général qui se remarque dans tous les comtés où on l'a recherchée[1] ; elle ne ressemble à la mortalité moyenne que dans le Monmouthshire (Galles). En France, l'état sanitaire des mineurs de charbon est également très satisfaisant, au moins à Saint-Étienne, ainsi que M. Fleury, chef du bureau d'hygiène de cette ville, l'a fait remarquer au Congrès de démographie de Londres (1891). Les accidents aggravent très sensiblement leur mortalité.

La rareté de la phthisie chez les mineurs a été remarquée par un grand nombre de médecins qui n'étaient pas tous statisticiens[2], et plusieurs en ont conclu, notamment Hirt, que la poussière de charbon et la température chaude des mines avaient pour effet d'empêcher et d'enrayer le développement de la tuberculose. Mais cette dernière conclusion ne s'appuie sur rien. Dans les mines de fer, la phthisie n'est pas moins rare que dans les mines de charbon.

D'ailleurs, s'il est vrai que la phthisie perde chez les mineurs quelque chose de sa fréquence ordinaire, il faut ajouter que la diminution de fréquence est proportionnellement la même pour toutes les autres maladies. Ainsi, ce n'est pas seulement contre la phthisie que les mineurs sont relativement protégés, c'est contre toutes les causes de mort. L'alcoolisme est plus rare parmi les mineurs anglais que dans le reste de la population anglaise, ce qui tient, paraît-il, à l'extrême régularité exigée dans le service ; cette régularité est

---

1. Il est rare que, soit dans le recensement, soit dans les registres de décès, on ait pris la peine d'écrire en toutes lettres les mots « mineurs de charbon ». On écrivait tout simplement « mineur », parce que dans une même région toutes les mines sont de même nature. On a donc classé les mineurs en trois rubriques (1° charbon ; 2° fer ; 3° étain, plomb et cuivre), en prenant pour guide de la répartition la nature des mines dans la région d'où provenaient les résultats.

2. François (*Bull. de l'Ac. de Belg.*, 1857). Hervier (*Gaz. méd. de Lyon*, 1859). Riembault (*Ouvriers mineurs*, 1861). Michel Lévy (*Traité d'hyg.*).. Boens Boisseau (*Mal. des houilleurs*, Bruxelles, 1862). Wilson (*British Assoc. for Advanc. of science* 1863). Hirt (*Staubinhalations Krankheiten*, Breslau, 1871). Fleury (*Congrès d'hygiène et de démographie de Londres*, 1891 ; *Division de démographie*).

incompatible avec les habitudes d'ivrognerie. La fréquence assez sensible des maladies de la poitrine autres que la phthisie peut s'expliquer sans doute par les très brusques changements de température auxquels sont souvent soumis les mineurs. Quant aux accidents, la moitié d'entre eux sont causés par des éboulements, un quart par le grisou, la plus grande partie du dernier quart sont des accidents de wagons qui frappent surtout les jeunes gens chargés de voiturer la houille jusqu'aux puits d'extraction. Les accidents sont tellement fréquents qu'ils causent un cinquième ou un quart des décès[1]. Si l'on parvenait à les supprimer, la mortalité des mineurs serait aussi faible que celle des agriculteurs et des gardes-chasse.

M. Ogle se demande si la faiblesse extrême de la mortalité des mineurs de charbon provient bien réellement de la salubrité de leur profession (salubrité que l'on n'est guère disposé à admettre de prime abord), ou si elle tient à ce que le métier de mineur exige de la vigueur et doit être abandonné par tout ouvrier qui commence à perdre ses forces. M. Ogle penche pour cette dernière opinion, et pourtant il remarque que beaucoup d'autres métiers qui exigent une vigueur au moins égale à celle du mineur (le métier de forgeron par exemple) sont loin de jouir des mêmes privilèges sanitaires.

Les *mineurs de fer* ont une mortalité aussi faible que les mineurs de charbon. Même rareté de la phthisie. Même fréquence des maladies pulmonaires (autres que la phthisie). Les accidents sont au moins aussi fréquents (malgré l'absence du grisou). M. Ogle attribue la faiblesse de la mortalité des mineurs de fer à la sélection.

Les mineurs cornouans (*étain* surtout, et quelques-uns *plomb* et *cuivre*) contrastent violemment avec les autres mineurs. Leur mortalité est l'une des plus élevées de l'Angleterre. Elle est plus que double de celle des autres habitants de la Cornouaille.

La phthisie et les autres maladies de l'appareil respiratoire sont les principaux facteurs de cette haute mortalité. Leur mortalité par phthisie est triple de celle des autres mineurs ; cette seule maladie fait parmi eux autant de ravages que toutes les maladies ensemble

---

1. Cette grande fréquence des accidents contribue à diminuer le contingent des autres maladies, et notamment celui de la phthisie. En effet, un ouvrier tué par un éboulement peut être atteint de phthisie et ne sera pourtant pas compté à cette rubrique comme il l'aurait été s'il eût exercé un autre métier.

en font parmi les agriculteurs anglais. Les maladies des organes digestifs sont aussi très fréquentes. Les morts violentes sont fréquentes, moins nombreuses pourtant que chez les autres mineurs. Les maladies du système nerveux et celles des organes de la circulation ne dépassent pas la moyenne anglaise. L'alcoolisme est peu répandu.

A quelles causes doit-on attribuer la très forte mortalité des mineurs en étain, mortalité si forte et si inattendue que l'on a cru devoir procéder à une enquête spéciale pour la vérification des documents ? M. Ogle fait remarquer que cette industrie était depuis une vingtaine d'années en décadence. Entre 1861 et 1871, le nombre des mineurs a diminué de 27 0/0. Au recensement de 1881, nouvelle diminution de 44 0/0. Beaucoup de mineurs cornouans ont été, en effet, chercher ailleurs un travail plus rémunérateur. On peut supposer que ceux qui ont eu l'énergie de partir étaient les meilleurs et les plus forts. Mais cette explication est certainement insuffisante, et c'est sans doute dans un examen minutieux de la profession et des conditions dans lesquelles elle s'exerce qu'on trouverait l'explication et peut-être le remède de la terrible mortalité que nous avons constatée.

Industries relatives à la pierre, à la chaux et au sable. — Les *carriers (pierre et ardoise)* ont une mortalité énorme, quoique plus faible que celle des mineurs cornouans. Cet excès de mortalité est dû presque tout entier à la phthisie et aux autres maladies des poumons. Les accidents sont très fréquents. Les autres causes de mort sont rares. La profession de carrier exige, comme celle du mineur et peut-être davantage encore, une grande vigueur physique.

Les *tailleurs de pierre et marbriers* ont en Suisse une mortalité considérable due principalement à la phthisie, qui augmente chez eux rapidement avec l'âge. Avant 20 ans, elle est plus rare que parmi l'ensemble de la population ; de 20 à 29, elle atteint la moyenne ; de 30 à 39, elle est doublé ; de 40 à 49, elle est triple ; de 50 à 59, elle est quadruple de ce qu'elle est dans l'ensemble des Suisses du même âge. (Voir le *Traité d'hygiène* de M. Proust.)

D'après la table de mortalité italienne, les « tailleurs de pierre et paveurs » compteraient moins de jours de maladie que la moyenne jusqu'à 45 ans, et sensiblement davantage après cet âge.

A Paris, les *marbriers, praticiens-sculpteurs et mouleurs* sont frappés par une forte mortalité à tous les âges.

Les *maçons et briquetiers* (*builders masons*, *bricklayers*) ont en Angleterre, d'après la table de Farr, une mortalité sensiblement supérieure à la moyenne ; d'après la table de M. Ogle, une mortalité un peu moindre. La phthisie et les maladies de l'appareil respiratoire sont leurs causes de mort les plus actives ; on les attribue à la poussière qu'ils respirent ; mais cette poussière est peu nuisible, parce que la profession de maçon s'exerce en plein air. Quoique les maçons aient en Angleterre la réputation de boire, l'alcoolisme, les maladies du foie et les maladies du système nerveux sont peu répandues parmi eux. Les morts violentes ne sont pas rares.

Les *maçons et gypseurs* ont en Suisse une mortalité forte à tous les âges, dès l'âge de 15 ans. Chez eux comme chez les tailleurs de pierre, la phthisie augmente avec l'âge, mais elle ne peut être considérée comme un facteur important de la grave mortalité que nous venons de signaler, car elle est rare jusqu'à 40 ans, et ne dépasse sensiblement la moyenne qu'après 50 ans.

D'après les tables italiennes, les « maçons et badigeonneurs » compteraient un peu plus de jours de maladie que les autres mutualistes.

La statistique parisienne confirme les résultats qui précèdent ; la mortalité des « maçons, tailleurs de pierre et couvreurs » est, à chaque âge, un peu supérieure à la moyenne.

Les *couvreurs en tuile et ardoise*, en Angleterre, avaient, d'après M. Farr, une mortalité plus élevée que d'après M. Ogle ; celle-ci pourtant est assez élevée. Il en est de même des mouleurs et badigeonneurs (*plasterers*, *whitewashers*).

Ramoneurs. — Leur mortalité, en Angleterre, était énorme d'après M. Farr ; elle n'était guère moindre d'après M. Ogle.

Industries des métaux. — En Angleterre, les fabricants de machines (*Engine and machine makers and mill wrights*) ont une mortalité moyenne, aussi bien d'après W. Farr que d'après M. Ogle. Les *fabricants de chaudières* (*Boiler makers*) ont exactement la mortalité moyenne.

Les *forgerons* sont notés en Angleterre comme ayant une mortalité un peu inférieure à la moyenne. Les seules causes de mort qui dépassent un peu la moyenne chez eux semblent être les maladies des organes respiratoires. Les maladies du système nerveux seraient, au contraire, un peu rares. L'alcoolisme est moyen. Les autres maladies, et notamment la phthisie, ont des chiffres très voisins de la moyenne. Il en est de même en Suisse pour les *forgerons et maréchaux;* cependant leur tendance à la phthisie est assez forte de 40 à 60 ans. A Paris, leur mortalité est des plus faibles. Il ne faut pas oublier que les forgerons sont choisis parmi les hommes les plus vigoureux.

Les *mécaniciens* ont en Suisse une mortalité moyenne et une tendance à la phthisie supérieure à la moyenne jusqu'à 40 ans. A partir de cet âge, leur état sanitaire devient préférable à la moyenne.

Les *couteliers* et surtout les *fabricants de limes* ont une mortalité extrêmement élevée, due principalement à la phthisie et aux maladies de l'appareil respiratoire. Les poussières métalliques en sont la cause ; on attribue une grande importance aux poussières de pierre produites par les meules à aiguiser. Les maladies du système nerveux seraient nombreuses chez les couteliers et les fabricants de limes ; cependant l'alcoolisme ne semble pas spécialement répandu parmi eux. Le saturnisme est extrêmement répandu chez les fabricants de limes, parce qu'ils appuient l'acier qu'ils martèlent sur un coussin de plomb ; les plombiers et les peintres sont deux fois moins sujets au saturnisme que les fabricants de limes. En même temps que le saturnisme, se développent les maladies des reins.

Les *fabricants d'aiguilles*, d'après W. Farr, sont soumis, à tous les âges, à une mortalité extrêmement élevée.

La nomenclature ancienne confondait les *fabricants et marchands d'outils, de limes et scies* et leur attribuait une mortalité des plus élevées. De même, en Suisse, la « fabrication de machines et d'outils » entraîne à tous les âges une mortalité plus forte que la moyenne. La mortalité par phthisie notamment dépasse à chaque âge 500 décès annuels pour 100,000 vivants.

D'après les chiffres obtenus à Paris, la mortalité des individus attachés à l'industrie ou au commerce des métaux serait faible.

Les *armuriers (gunsmiths, gun manufacturers)* ne sont soumis en Angleterre qu'à une mortalité moyenne, tandis qu'à Paris les « fabricants d'armes de chasse et d'armes blanches » seraient soumis (d'après des observations trop peu nombreuses) à la mortalité très élevée commune aux ouvriers qui liment le fer.

Les deux tables de morbidité d'Italie sont unanimes à attribuer une morbidité relativement élevée (6 à 8 jours annuels de maladie suivant l'âge) aux « armuriers, forgerons, ferblantiers, chaudron-niers, maréchaux ».

Les *ouvriers en étain* ont une mortalité inférieure à la moyenne et qui a sensiblement diminué en Angleterre.

Les ouvriers en *cuivre, plomb, zinc, laiton, etc.*, sont confondus par la statistique anglaise sous une seule rubrique. Leur état sanitaire est moins bon que celui des ouvriers en étain. Ils se rapprochent de la moyenne générale anglaise.

La *serrurerie* est en Suisse la profession la plus insalubre (avec celle des tailleurs de pierre). Dès l'âge de 15 à 20 ans, ils ont une mortalité double de la moyenne (8.8 décès pour 1,000 vivants au lieu de 4.8). Aux âges suivants, la mortalité dépasse de beaucoup la moyenne. La phthisie est un des facteurs principaux de cette forte mortalité. Dès l'âge de 15 à 20 ans, elle est triple de la moyenne (3.4 au lieu de 1.2). Puis, contrairement à ce qui arrive pour la masse des hommes, sa fréquence augmente avec l'âge, au point d'atteindre, à l'âge de 50 à 59 ans, le taux de 12 décès annuels pour 1,000 vivants; nous avons déjà noté ce chiffre effroyable pour les tailleurs de pierre.

A Paris, la mortalité des serruriers est plus élevée que la moyenne, mais moins notablement qu'en Suisse.

Ce résultat doit évidemment être rapproché de celui que nous avons relevé pour les « fabricants d'outils, de scies et de limes » et pour les « fabricants d'aiguilles », dont le métier consiste, comme celui des serruriers, à limer et user le fer. Ces ouvriers succombent aux accidents que l'on trouve décrits et expliqués dans le *Traité d'hygiène* du professeur Proust.

En Angleterre, les *serruriers* et *poseurs de sonnettes* sont comptés sous la même rubrique que les *gaziers*. Leur mortalité était élevée à l'époque où observait W. Farr; elle était moindre, mais encore assez forte, d'après M. Ogle.

Il semble qu'en Angleterre la mortalité des précisionnistes (*Philosophical instruments makers*) soit élevée. D'après les documents parisiens, trop imparfaits sur ce point pour que nous puissions les publier, elle serait également considérable.

Les *fabricants et marchands d'instruments de musique* ont en Angleterre une mortalité moyenne (plutôt inférieure à la moyenne). Leur mortalité serait à Paris sensiblement inférieure à la moyenne (d'après des observations trop peu nombreuses pour être concluantes).

Les *horlogers* anglais ont une mortalité élevée de 20 à 25 ans ; puis elle s'améliore d'année en année (moyenne de 25 à 35 ; faible de 35 à 55), enfin elle dépasse la moyenne dans la vieillesse. En Suisse, « les horlogers et les fabricants d'outils d'horlogerie » sont moins favorisés ; leur mortalité dépasse sensiblement la moyenne à tous les âges, elle ne s'en rapproche qu'après 60 ans. La phthisie est deux fois plus fréquente chez eux que dans le commun des hommes ; l'excès des décès dus à la phthisie suffit presque à expliquer la grande mortalité des horlogers suisses.

Les *graveurs* et *doreurs*, d'après les documents anglais, auraient une mortalité plutôt supérieure à la moyenne.

La nomenclature parisienne (qui n'est autre que celle de la France en 1866) confond dans une même rubrique les *orfèvres, bijoutiers, joailliers, lapidaires, émailleurs, horlogers, batteurs d'or, doreurs et argenteurs sur bois et sur métaux, fabricants de bronze, ciseleurs sur métaux.* Nous y joignons, comme nous faisons toujours, *les marchands d'orfèvrerie, bijoutiers, horlogers, objets en bronze,* parce que dans la pratique il est très difficile de distinguer les *bijoutiers et horlogers (fabricants)* des *bijoutiers et horlogers (marchands)*.

Le résultat final pour ces professions diverses indique une mortalité faible à tous les âges. Le résultat est donc très différent de celui que nous avions en Suisse et en Angleterre, mais il convient de remarquer que les ciseleurs, les bijoutiers, doreurs et batteurs d'or sont très nombreux à Paris et que les horlogers n'entrent dans nos totaux que pour une part relativement plus faible.

Les tables italiennes de morbidité confondent aussi dans la même rubrique les « orfèvres, joailliers, horlogers, ciseleurs et graveurs ». De toutes les professions distinguées par la nomenclature italienne, c'est celle dont la morbidité est la plus faible.

L'horlogerie est une de ces professions sédentaires qui, n'exigeant pas de déploiement de force, et fatiguant les yeux plus que les muscles, attirent plus particulièrement les gens malingres et de mauvaise constitution. Ainsi s'explique peut-être leur forte mortalité en Suisse, pays où l'horlogerie est exercée même dans les campagnes : les hommes solides s'y vouent à la culture des champs, les souffreteux à l'horlogerie. Le fait que la mortalité des horlogers anglais est forte dans la jeunesse et faible plus tard semble confirmer cette explication. En Suisse, la rubrique comprend « l'horlogerie et la fabrication d'outils d'horlogerie ». On y doit joindre évidemment la *fourniture d'horlogerie;* c'est donc un groupe de professions assez diverses, mais qui toutes exposent ceux qui les exercent à limer, user les métaux et à respirer des poussières métalliques. De là vient peut-être que la mortalité des horlogers suisses reste toujours assez forte, au lieu de diminuer avec l'âge comme en Angleterre.

Industries du bois. — *Les menuisiers et charpentiers* n'ont, d'après la statistique anglaise, qu'une mortalité très modérée, qui a tous les âges est sensiblement inférieure à la moyenne. Toutes les maladies sont rares parmi eux.

La statistique suisse leur est moins favorable, et accuse une mortalité voisine de la moyenne et même un peu plus forte; la phthisie a parmi eux une fréquence moyenne.

La statistique parisienne, moins favorable encore, leur attribue des chiffres assez forts de 30 à 50 ans.

D'après les deux tables italiennes de morbidité, le nombre de jours de maladie dont sont grevés les « menuisiers, carrossiers, charpentiers » serait légèrement supérieur à la moyenne.

Les scieurs de long (sawyers) ont en Angleterre une mortalité faible.

D'après la statistique parisienne, les *boisseliers, vanniers, coffretiers,* n'auraient qu'une mortalité modérée.

La statistique anglaise confond les uns et les autres sous une même rubrique (*wood turners, box makers, coopers*) et leur attribue une mortalité élevée, qui s'observe aussi bien sur la table de W. Farr que sur celle d'Ogle. Cet auteur s'étonne de voir les menuisiers (moins bien partagés à Paris) jouir d'une santé bien supérieure à celle des autres ouvriers en bois; il soupçonne les tonneliers d'intempérance, et s'accorde sur ce point avec la statistique suisse.

Industrie de l'ameublement. — L'importante industrie parisienne de l'*ébénisterie* est favorisée : sa mortalité est, à tous les âges, inférieure à la moyenne. Les *tapissiers* ont des chiffres analogues à ceux des ébénistes et même plus modérés encore.

D'après les deux tables anglaises, la mortalité des tapissiers, ébénistes (*upholsterers, cabinet makers, french polishers*), serait voisine de la moyenne, et plutôt élevée.

Industrie des moyens de transport. — *Les constructeurs de navires* en Angleterre avaient, d'après W. Farr, une mortalité un peu inférieure à la moyenne jusqu'à 35 ans, et un peu supérieure à la moyenne à partir de cet âge. En 1880-82 elle avait sensiblement diminué à tous les âges et la profession est considérée comme salubre.

Les *charrons* en Angleterre ont une mortalité plutôt faible, tandis que les *carrossiers* auraient une mortalité sensiblement plus élevée, surtout après 45 ans.

Cette différence, qui se retrouve sur les deux tables, s'expliquera sans doute si l'on songe que les charrons exercent leur profession à la campagne et qu'en outre ils ne travaillent guère que le bois, tandis que les carrossiers exercent une profession urbaine et travaillent le bois, le fer, le vernis, etc.

En Suisse, *la charronnerie et fabrication de wagons* se fait remarquer par une mortalité assez faible jusqu'à 60 ans ; la phthisie est assez peu répandue dans cette profession.

A Paris, la même rubrique englobe les *carrossiers, charrons, selliers, bourreliers, maréchaux ferrants.* L'ensemble de ces professions paraît frappé d'une mortalité élevée à tous les âges.

Les *fabricants de bouchons de liège* sont trop peu nombreux à Paris pour qu'on puisse tirer une conclusion de cinq années d'observation seulement. Disons seulement que leur mortalité paraît très élevée à tous les âges.

Industries des tissus. Industries textiles. — En Suisse, mortalité moyenne, et plutôt inférieure à la moyenne. La phthisie est plutôt rare, du moins jusqu'à 50 ans. La filature de la soie donne des résultats plus favorables que la filature du coton.

La statistique anglaise confirme ce dernier résultat, mais entre dans plus de détails. Les *filateurs de coton* du Lancashire ont une mortalité un peu moindre que la moyenne générale de ce comté (mais élevée néanmoins et sensiblement supérieure à la moyenne anglaise). Même observation pour les *filateurs de laine* du West Riding : leur mortalité est égale à la moyenne du West Riding, mais un peu supérieure à la moyenne anglaise en général. Les *fabricants de bonneterie* (tissus tricotés) du Leicestershire et du Nottinghamshire sont dans une situation préférable : leur mortalité est très inférieure à la moyenne anglaise (mais à peu près égale à la moyenne des deux comtés qu'ils habitent et qui jouissent d'une faible mortalité). On voit que pour les trois professions que nous venons d'énumérer les influences locales semblent contribuer au résultat final.

Enfin les *filateurs de soie* (déjà notés en Suisse) et surtout des *fabricants de dentelles* jouissent d'une mortalité faible.

M. Ogle fait remarquer que les résultats qui précèdent ne doivent pas seulement s'expliquer par des influences locales, mais aussi par les conditions dans lesquelles s'exercent ces différentes professions. Dans les fabriques de coton, la température des ateliers est, d'après un rapport officiel du docteur Bridges (octobre 1883), tropicale et déprimante, et dans beaucoup d'ateliers la poussière est composée de particules de coton et d'une substance minérale employée pour coller (*for sizing*) le tissu. Dans les industries de la laine la température est moins élevée et il y a moins de poussière. Dans quelques opérations préliminaires on pourrait en produire, mais M. le docteur Greenhow (*Third Report of medical Officer of the privy Council*) affirme qu'on s'en gare et que très peu de poussière se répand dans l'atelier.

Les ateliers de tissage de la soie contrastent heureusement, au double point de vue de la poussière et de la température, avec les fabriques de coton et même avec les fabriques de laine, car la poussière et la chaleur seraient préjudiciables à un matériel coûteux. L'industrie des déchets de soie donne lieu à un peu de poussières, mais elle emploie peu de monde. Les manufactures de bonneterie et de dentelles ne développent de poussières dans leurs ateliers que dans des occasions exceptionnelles.

La mortalité par phtisie dans les ateliers de coton du Lancashire est un peu supérieure à ce qu'elle est en moyenne dans ce comté (et sensiblement supérieure à la moyenne anglaise). La phthisie est moins fréquente dans les manufactures de laine du Yorkshire, moins fréquente encore dans les fabriques de tricot du Leicestershire et du Nottinghamshire ; il est vrai que la population générale de ces deux derniers comtés est également peu apte à contracter la phtisie. En somme, nous constatons que la fréquence de la phtisie chez les filateurs est, en Angleterre comme en Suisse, voisine de ce qu'elle est dans la population générale du pays.

Les autres maladies de l'appareil respiratoire sont, de même que la phthisie, plus fréquentes chez les filateurs de coton du Lancashire que chez les filateurs en laine du Yorkshire et plus fréquente chez ceux-ci que chez les bonnetiers du Leicestershire et du Nottinghamshire.

Dans chacune de ces trois industries, elles sont moins fréquentes que dans la population générale des comtés où elles sont situées.

L'alcoolisme paraît peu répandu dans ces trois professions. Le contraste est sensible surtout entre les filateurs de coton et la moyenne des autres habitants du Lancashire. Les maladies du foie n'ont qu'une fréquence moyenne chez les filateurs de coton et de laine, et une très faible chez les bonnetiers.

Enfin les accidents sont remarquablement rares dans ces trois industries.

L'anthrax des trieurs de laine mérite d'être noté. Sur 1,278 décès d'ouvriers en laine dont on connaît la cause de mort, 10 sont attribués à cette maladie.

Les *fabricants de tapis* ont une mortalité voisine de la moyenne.

A Paris, nous n'avons pas de chiffres suffisants en ce qui concerne la filature.

Les *cordiers* (*rope cord makers*) ont, d'après la table de M. Farr, une mortalité faible jusqu'à 45 ans ; elle dépasse la moyenne après cet âge ; elle est beaucoup plus faible d'après la table de M. Ogle.

Les *passementiers*, beaucoup plus nombreux à Paris, présentent des chiffres très voisins de la moyenne.

MM. Fleury et Reynaud ont écrit sur l'hygiène du passementier à Saint-Étienne un article excellent à tous égards [1] ; ils décrivent l'état des ateliers, qui sont élevés de plafond et aérés, les mouvements de l'ouvrier ; ils notent surtout la pression qu'il est à chaque instant obligé d'exercer sur son sternum (pression égale à la moitié du poids de son corps et qui finit par lui déformer le sternum, ainsi que le prouvent les pièces anatomiques dont ils publient la photographie). Ils notent, âge par âge, la cause des décès de passementiers pendant la période 1880-89. Il ne manque à leur étude qu'un point ; malheureusement il est essentiel : c'est le nombre des vivants à chaque âge, que le recensement n'a malheureusement pas relevé. Faute de ce renseignement, ils ne peuvent savoir si la profession de passementier est oui ou non insalubre. Ils notent seulement que la phthisie n'est pas plus répandue parmi eux que parmi les autres habitants de cette laborieuse cité. Au contraire, le cancer, et notamment le cancer de l'estomac, et la congestion cérébrale sont beaucoup plus fréquents chez les passementiers que chez les mineurs et armuriers de Saint-Étienne. MM. Fleury et Reynaud

1. *La Loire médicale*, 15 juin 1890.

pensent que la pression exercée sur l'estomac peut contribuer à la fréquence du cancer de l'estomac. L'âge moyen des décédés est chez les passementiers 56 ans 6 mois ; il est supérieur à celui du mineur et de l'armurier. En résumé, l'état sanitaire du passementier stéphanois paraît satisfaisant. Si on lui évitait, par quelque disposition mécanique que les constructeurs pourront sans doute trouver, les pressions exagérées sur le sternum, on rendrait sans doute sa profession encore plus salubre. L'étude de MM. Fleury et Reynaud montre combien serait intéressant l'examen détaillé de chaque profession mis en rapport avec les causes de mort qui frappent cette profession. Mais, pour que cette étude devînt tout à fait fructueuse, il faudrait qu'elle fût éclairée par un recensement des professions par âges.

Les deux tables de morbidité italiennes s'accordent à assigner aux filateurs et passementiers une morbidité voisine de la moyenne.

Les *tailleurs*, en Angleterre et en Suisse, ont une mortalité élevée, surtout au début de leur carrière. Elle se rapproche ensuite de la moyenne tout en lui restant supérieure. D'après la table suisse, leur aptitude à la phthisie est presque double de la moyenne.

Quoique la profession des tailleurs soit sédentaire et s'exerce toujours dans des lieux clos et parfois mal aérés, les hygiénistes n'y trouvent rien de particulièrement malsain. Aussi est-il possible que les résultats fâcheux que nous venons de consigner ne soient pas dus à la profession elle-même, mais à une sorte de sélection spontanée. La profession de tailleur est un de ces métiers tranquilles qui tentent naturellement les individus chétifs qui n'ont ni le moyen ni le goût de se livrer à une position plus agitée.

Telle est aussi l'explication que M. Ogle invoque pour expliquer leur forte mortalité. La phthisie est chez eux fréquente en Angleterre, comme en Suisse. Les autres maladies de l'appareil respiratoire atteignent chez eux la moyenne (quoiqu'ils ne soient guère exposés aux intempéries). Les tailleurs ont en Angleterre une réputation d'ivrognerie que la statistique justifie jusqu'à un certain point. Les maladies du foie, celles du système nerveux, le suicide, sont en effet assez répandus parmi eux. Ainsi qu'on devait l'attendre, les morts par accident sont rares.

A Paris, les tailleurs (dont beaucoup sont des étrangers) sont soumis à une moindre mortalité. Jusqu'à 40 ans, leur mortalité peut passer pour faible, ce qui semble exclure la sélection des valétudinaires. Dans un âge plus avancé, la mortalité des tailleurs parisiens devient sensiblement supérieure à la moyenne.

Les tables italiennes, loin d'attribuer aux tailleurs une mauvaise santé, leur accordent une morbidité faible.

Les *fabricants de boutons* en métal, ivoire, porcelaine etc., paraissent soumis à Paris à une mortalité très considérable. Beaucoup de ces ouvriers, notamment ceux qui font les boutons de nacre, respirent des poussières dures.

L'Angleterre ni la Suisse ne nous renseignent nullement sur l'état sanitaire de cette industrie.

Les *chapeliers* en Angleterre (*hatters, hat manufacturers*) auraient une mortalité considérable, surtout à partir de 25 ans. Dans certaines spécialités, ils travaillent dans des étuves, mais leur mortalité élevée est surtout attribuée à l'intempérance et aux maladies du foie et du système nerveux. A Paris, les chapeliers auraient au contraire une mortalité sensiblement inférieure à la moyenne [1].

Sur la table de morbidité italienne, les chapeliers sont confondus avec les ombrelliers et les chaisiers. Leur morbidité serait légèrement supérieure à la moyenne.

Industries concernant le règne animal. — Les *bouchers* ont, en Angleterre, une mortalité très faible jusqu'à 25 ans, parce qu'on les choisit vigoureux. Il faut être très solide en effet pour assommer un bœuf, pour le découper rapidement en morceaux, ou pour porter de gros quartiers de viande au bout d'une perche. Mais la profession paraît bien insalubre, car, de 25 à 35 ans, la mortalité de ces hommes vigoureux est déjà plus forte que la moyenne. Elle reste très élevée à tous les âges suivants. La phthisie est fréquente parmi eux, mais l'intempérance et les maladies qui en résultent sont surtout causes de la grande mortalité des bouchers anglais ; le suicide est très fréquent.

De même, en Suisse, la mortalité des bouchers reste faible jusqu'à 30 ans. Puis elle ne cesse de dépasser la moyenne. A tous les

1. Ainsi que nous le faisons quand nous le pouvons, nous additionnons les *fabricants* et les *marchands* parce que dans la pratique on ne peut guère les distinguer (ils s'intitulent, les uns et les autres, *chapeliers*). D'après le recensement, les fabricants sont à Paris de moitié *plus* nombreux que les marchands.

âges (excepté avant 20 ans), la phthisie est deux fois plus fréquente chez eux que chez les autres hommes.

A Paris, au contraire, la mortalité des bouchers est très voisine de la moyenne.

Les *nourrisseurs* (de vaches, pour le commerce du lait) auraient, d'après la statistique parisienne, une forte mortalité jusque vers 40 ans. Elle serait ensuite moyenne.

Industrie du cuir (tanneurs, corroyeurs, etc.). — En Angleterre, leur mortalité, faible avant 35 ans, atteint la moyenne vers cet âge, puis la dépasse d'autant plus que l'âge avance. D'après la table parisienne, leur mortalité serait, à tous les âges, modérée.

Les selliers anglais ont une mortalité supérieure à celle des tanneurs et des corroyeurs.

La mortalité des uns et des autres, en Angleterre, est sensiblement plus faible en 1880-82 qu'elle ne l'avait été précédemment.

Les *cordonniers et bottiers* jouissent, en Angleterre, d'une mortalité faible à tous les âges, qui contraste singulièrement avec la forte mortalité des tailleurs de ce pays. La phthisie, parmi eux, dépasse très sensiblement la moyenne ; le suicide est fréquent ; pourtant l'alcoolisme paraît assez peu développé. Les maladies des poumons sont bien au-dessous de la moyenne.

En Suisse, il en est de même ; la mortalité des cordonniers ne dépasse la moyenne qu'après 50 ans, et encore la dépasse-t-elle peu. Leur aptitude à la phthisie n'est sensiblement supérieure à la moyenne qu'à partir de ce même âge de 50 ans.

A Paris, la mortalité des cordonniers est élevée à tous les âges, surtout après 50 ans.

En Italie, leur morbidité (*cordonniers, tanneurs, selliers, gantiers*) ne s'éloigne pas sensiblement de la moyenne.

Les industries relatives aux *poils et crins, sparterie*, seraient soumises d'après les documents parisiens, à une mortalité effroyable, surtout avant 30 ans; mais le petit nombre des observations, la mortalité paradoxale qui en résulterait, nous détournent de publier les chiffres.

Les fabricants de *peignes et brosses* sont soumis à une mortalité presque aussi exagérée.

Les *barbiers, coiffeurs et perruquiers* sont soumis, en Angleterre, à une mortalité très élevée à tous les âges. D'après un relevé jugé insuffisant, cette grande mortalité serait due surtout à la phthisie et

Mortalité par professions

Les chiffres marqués sur chaque graphique expriment le nombre annuel des décès pour 1,000 individus de la profession et de l'âge indiqués (*l'âge est marqué au pied de chaque ordonnée*).
Ces chiffres sont traduits graphiquement par un trait plein qui représente la mortalité de chaque profession.
Le trait pointillé représente la mortalité moyenne de la population totale.

PARIS	ANGLETERRE	SUISSE		PARIS	ANGLETERRE	SUISSE
1885 - 89	1860 - 61 - 71	1880 - 82	1879 - 82	1885 - 89	1860 - 61 - 71	1880 - 82	1879 - 82

PARIS 1885-89	ANGLETERRE 1860-61-71	SUISSE 1880-82	SUISSE 1879-82	PARIS 1885-89	ANGLETERRE 1860-61-71	ANGLETERRE 1880-82	SUISSE 1879-82
Bouchers, etc.	Bouchers	Bouchers	Bouchers, etc.	Cochers	Serv. des Omnibus et des Fiacres	Serv. des Omnibus et des Fiacres	Camionnage et Voiturage
Boulangers	Boulangers	Boulangers	Boulangers				
Marchands de Vin etc.	Cabarets	Cabarets	Restaurants, Cabarets, etc.	Clergé	Clergé	Clergé	Cultes et Instruction
Fabr. de Produits Chimiques etc.		Manufactures de Savon, Colle, etc.	Produits Chimiques	Instituteurs publics	Maîtres d'école	Maîtres d'école	Instituteurs
Imprimeurs	Imprimeurs	Imprimeurs	Arts Polygraphiques	Médecins	Médecins Chirurgiens	Médecins Chirurgiens	Sciences médicales

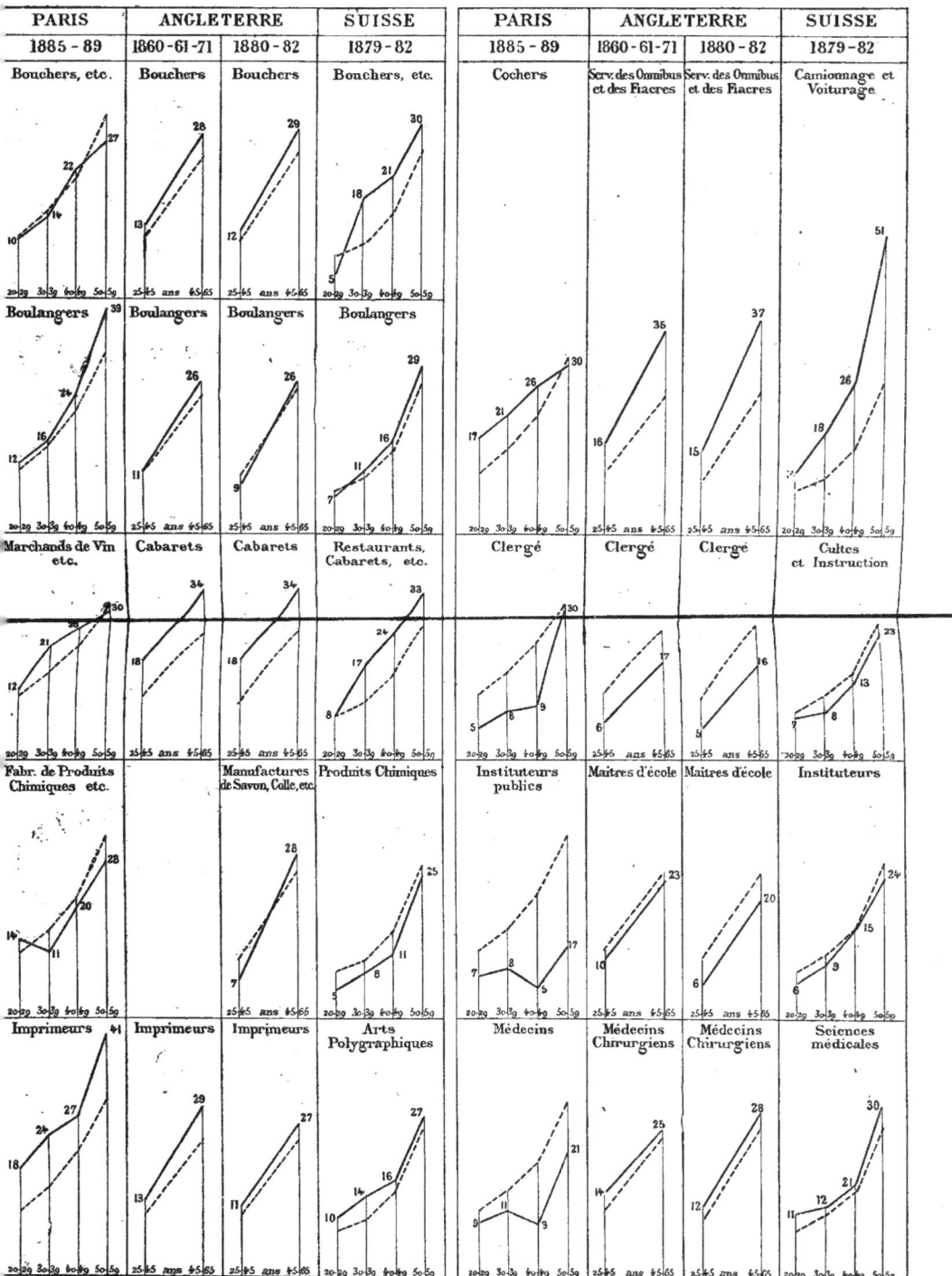

Dr. Jacques Bertillon.

aux maladies suites d'intempérance. M. Ogle remarque que les coiffeurs vivent dans un air confiné et chargé de poussières de rognures de cheveux (comparer avec la mortalité des brossiers, etc.)

A Paris, les coiffeurs sont soumis à une mortalité moindre; elle côtoie la moyenne sans la dépasser sensiblement.

Industries concernant le règne végétal. — Les *meuniers*, en Angleterre, ont une mortalité faible jusqu'à 35 ans, moyenne de 35 à 45, et assez forte après 45 ans. En Suisse, même résultat; leur mortalité est faible jusque vers 40 ans, puis elle dépasse sensiblement la moyenne. La phthisie est *très rare* chez eux (comme chez les autres paysans) jusqu'à 30 ans, moyenne de 30 à 40 ans, puis assez fréquente.

Les tables italiennes attribuent aux meuniers, mondeurs et fabricants de pâtes (*mugnai, brillatori, pastari*) une morbidité faible jusqu'à 45 ans et forte de 45 à 50 ans.

Les *boulangers* présentent en Angleterre et en Suisse des caractères analogues, quoique moins prononcés que pour les meuniers. En Angleterre, mortalité faible jusqu'à 35 ans, moyenne de 35 à 45, puis sensiblement supérieure à la moyenne. La grande cause de mort serait chez eux l'alcoolisme et les maladies qu'il engendre (maladies du foie, du système nerveux et surtout le suicide). La phthisie et les maladies de poitrine ne dépassent pas chez eux la moyenne.

En Suisse, mortalité un peu inférieure à la moyenne jusqu'à 30 ans, puis un peu supérieure, et enfin très forte après 60 ans. De même la phthisie reste de moyenne fréquence jusqu'à 40 ans, assez fréquente après cet âge et exceptionnellement fréquente après 60 ans.

De même à Paris, leur mortalité reste moyenne jusqu'à 40 ans et devient élevée après 50 et surtout après 60 ans.

La morbidité des boulangers est confondue sur les tables italiennes avec celle des individus exposés aux chaleurs d'un four (*fondeurs, chaufourniers*). Cette morbidité est élevée.

Industries des produits chimiques. — En Angleterre, les *manufactures de produits chimiques, de teinture et de couleurs* sont frappées à tous les âges, d'après W. Farr, d'une assez forte mortalité. D'après M. Ogle, les *teintureries, blanchisseries, imprimeries, etc., de textiles* seraient soumises à une mortalité assez forte, surtout après 45 ans. Les *fabricants de chandelles, de sa-*

vons, dépassent la moyenne après 45 ans; les fabricants de *colle forte, engrais*, sont encore plus maltraités.

En Suisse, au contraire, la mortalité inscrite sous la rubrique « Produits chimiques » est à peu près moyenne, plutôt même au-dessous de la moyenne. La phtisie y a une intensité exactement moyenne.

A Paris, les fabricants de produits chimiques : *noir animal, vernis, cirage, colle, garance, couleurs, graisses pour voiture, huile de poisson, savons, toiles cirées, caoutchouc, etc., etc.* », seraient frappés par une mortalité moyenne.

Les *raffineurs* (de sucre) auraient, d'après la statistique parisienne, une mortalité très voisine de la moyenne.

Les *fabricants de papier* jouissent en Angleterre d'un état sanitaire très satisfaisant à tous les âges. Leur mortalité était plus faible encore (surtout avant 45 ans) d'après la table de M. Ogle. La seule opération insalubre de cette fabrication est le rognage et le classement des chiffons ; mais cette opération est toujours faite par des femmes, et nous ne calculons que la mortalité des hommes.

Les *relieurs* n'ont à Paris qu'une mortalité voisine de la moyenne, tandis qu'en Angleterre elle est plus forte encore que celle des imprimeurs. Elle tend d'ailleurs à diminuer. Les maladies causes de décès ne sont pas connues.

Professions exposées à l'intoxication saturnine. — *Verres et cristaux.* — La mortalité des verriers est très élevée en Angleterre à tous les âges à partir de l'âge de 25 ans. Elle est faible au contraire de 20 à 25 ans.

Poterie. — Il en est de même des potiers; leur mortalité toutefois ne s'élève qu'après 35 ans. « C'est l'une des plus malsaines professions, » dit avec chiffres à l'appui W. Farr. La phtisie et les autres maladies des organes de la respiration sont les principales causes de cette grande mortalité. Les conditions sanitaires où vivent les potiers varient beaucoup avec la spécialité à laquelle ils sont consacrés. En général, on doit attribuer leur forte mortalité à une fine poussière très irritante qui produit l'asthme des potiers (*potter's asthma*), c'est-à-dire la bronchite chronique et l'emphysème, et qui développerait indirectement les maladies organiques du cœur. Les brusques variations de température favorisent aussi le développement des maladies de l'appareil respiratoire. Les décès par alcoolisme ont une fréquence moyenne ; ceux par maladie du

foie dépassent de peu la moyenne. Le docteur Greenhow déclare
que les ouvriers potiers sont sujets à l'intempérance, mais moins
qu'autrefois. Le saturnisme atteint les hommes adonnés à une certaine branche de cette industrie, le *trempage* (*dipping*). Les maladies du système nerveux et celles des reins dépassent cependant
assez peu la moyenne.

Les *plombiers, peintres en bâtiments, vitriers,* en Angleterre,
sont bien portants dans leur jeunesse, mais plus ils vieillissent,
plus leur mortalité dépasse la moyenne. De 45 à 55 ans, c'est une
des professions les plus insalubres de l'Angleterre. Leur mortalité a
d'ailleurs diminué sensiblement dans l'intervalle qui sépare les observations de W. Farr de celles de M. Ogle. La phthisie et les autres
maladies de l'appareil respiratoire ne sont guère plus fréquentes
que la moyenne. Mais le saturnisme, les maladies du système nerveux, le suicide, la goutte, les maladies de l'appareil urinaire, sont
très répandues. Ici comme chez les fabricants de limes et les potiers,
nous voyons le saturnisme accompagné d'une grande fréquence
des maladies rénales. L'alcoolisme est assez fréquent chez les peintres, plombiers et vitriers; avec lui se développent les maladies du
foie. Les maladies de l'appareil circulatoire sont fréquentes. Les
accidents (chutes) sont presque deux fois plus fréquents que chez
les maçons.

A Paris, la situation des *peintres et vitriers* n'est pas meilleure.
Dès l'âge de 20 à 29 ans, ils sont frappés par une forte mortalité
qui dépasse de plus en plus la moyenne.

Les *rampistes, plombiers, plafonneurs, parqueteurs* font à
Paris l'objet d'un compte à part; ils sont également frappés par une
rès forte mortalité.

Les *imprimeurs* ont en Angleterre, en Suisse, comme à Paris,
une mortalité considérable à tous les âges. La statistique suisse
nous apprend que la phthisie est chez eux *deux* fois plus fréquente à
chaque âge que chez le commun des hommes. La statistique
anglaise confirme ce résultat, et nous montre en outre que la phthisie
est la seule maladie à laquelle on doive attribuer l'excessive mortalité des imprimeurs [1]. Sans doute on compte parmi eux quelques

---

1. On me dit que les caractères d'imprimerie dont on fait usage en Angleterre sont en une substance plus dure 'que ceux du continent et qu'ils
contiennent moins de plomb.

saturnins, mais ils ont en nombre presque insignifiant. De plus, les maladies du système nerveux et celles des reins (dont nous avons vu la grande fréquence chez les peintres et chez les autres professions exposées au saturnisme) sont rares chez les imprimeurs. L'alcoolisme et les maladies du foie et des organes de la circulation sont rares parmi eux.

M. Ogle attribue leur forte mortalité par phthisie à l'air confiné, généralement chargé de mauvaises odeurs et de poussières (matières métalliques et surtout encore grasse desséchée), dans lequel ils exercent leur industrie. Elle est soumise en Angleterre à une certaine surveillance, mais il est douteux que ce soit à cette surveillance que soit due la diminution (réelle cependant) de leur mortalité, qui est encore actuellement très élevée.

Marins et transports sur mer et sur terre. — Pêcheurs. — Leur état sanitaire, d'après la statistique anglaise, est satisfaisant. De toutes les professions c'est, après celle des mineurs, celle qui compte le plus de morts violentes. Naturellement, la submersion est, de ces morts tragiques, la plus ordinaire. La phthisie et les autres maladies de l'appareil respiratoire sont *deux fois moins* fréquentes chez eux que chez le commun des hommes. L'alcoolisme est peu répandu. Les maladies de l'appareil urinaire sont remarquablement rares. Mais les maladies de l'appareil circulatoire sont fréquentes, ce que M. Ogle attribue aux émotions violentes que doit provoquer une profession aussi dangereuse; sans doute il vaudrait mieux attribuer ces maladies au rhumatisme que peut provoquer sans doute le fait d'être mouillé et transi pendant des journées entières; mais le document ne nous renseigne pas sur la fréquence du rhumatisme chez les pêcheurs.

Les *bateliers* anglais *(bargemen, watermen)* auraient une mortalité élevée (que l'on retrouve à Paris pour les mariniers et aussi pour les agents chargés d'entretenir et de surveiller les canaux); les chiffres parisiens s'appuient sur trop peu d'observations pour mériter d'être reproduits.

Les cochers, rouliers, camionneurs sont sujets à une très forte mortalité qu'il convient d'étudier spécialement.

En Angleterre, on distingue les *cochers(coachmen, cabmen, not domestics)* et les *charretiers (carmen, carriers, carters, draymen)*. Tous deux ont une mortalité tellement élevée qu'on peut qualifier cette profession l'une des plus insalubres de l'Angleterre. Des deux, la plus insalubre est celle du cocher (le cocher de bonne maison est exclu, car il jouit d'une santé excellente), probablement parce que le cocher est forcé de rester assis sur son siège par tous les temps et par toutes les saisons, tandis que le charretier peut marcher à côté de ses chevaux et se réchauffer par le mouvement.

A Paris, on trouve des résultats analogues. Les deux professions sont frappées par une forte mortalité, mais les cochers de fiacre sont encore plus frappés que les « voituriers et charretiers », dont la mortalité semble même devenir normale après 50 ans.

La statistique anglaise nous renseigne sur les causes de mort des cochers de fiacre et d'omnibus.

Leurs organes digestifs sont en bon état, mais tous leurs autres organes sont sujets à de fréquentes maladies. Ainsi qu'on devait s'y attendre, les maladies des organes respiratoires tiennent le premier rang. La phthisie est très fréquente. L'alcoolisme est prodigieusement développé et à sa suite les maladies du foie, celles des organes urinaires, celles du système nerveux et de l'appareil de la circulation. La goutte est fréquente parmi les cochers. Les morts par accident dépassent sensiblement la moyenne.

En Suisse, le « camionnage et voiturage » donne lieu à une mortalité des plus élevées (presque double de la moyenne). La phthisie n'est pas le principal facteur de cet excédent de mortalité, car jusqu'à 30 ans elle est plutôt rare parmi les cochers et camionneurs suisses ; elle dépasse après cet âge la moyenne, sans atteindre, il s'en faut de beaucoup, le niveau élevé que nous avons constaté chez les tailleurs de pierre, les serruriers et horlogers, par exemple.

Quoique la profession de cocher soit manifestement insalubre (et notons qu'il faut être vigoureux et musclé pour panser et atteler les chevaux, et que la sélection devrait tendre à diminuer la mortalité propre à cette profession), la table italienne de morbidité leur assigne peu de jours de maladie tant qu'ils sont jeunes. Ce n'est qu'après 45 ans que leur morbidité dépasserait sensiblement la moyenne.

Les Anglais calculent à part la mortalité des « horsekeepers, grooms, jockeys ». Cette mortalité est identique à celle des cochers, c'est-à-dire qu'elle est très élevée.

Les mécaniciens et hommes d'équipe des chemins de fer (railway engine drivers, officers, servants, etc.) auraient en Angleterre une mortalité très élevée. D'après les chiffres suisses, leur mortalité ne serait un peu élevée que jusqu'à 30 ans ; passé cet âge, leur mortalité serait faible ; ils auraient *très peu* de propension à la phthisie.

Les *portefaix* anglais (*messengers, porters, errand boys*) seraient soumis à une mortalité élevée, qui serait encore un peu dépassée par celle des *ouvriers des ports et des docks*.

Comme le dit fort bien **M.** Ogle, cette mortalité élevée ne prouve nullement qu'il soit malsain de porter des fardeaux et de faire des courses. Elle résulte seulement de ce fait que ces professions, qui ne nécessitent aucun apprentissage, sont le *refuge* des mauvais ouvriers et des déclassés de toute espèce.

La table de morbidité italienne confond dans une même rubrique les *facchini* avec les bateliers et les scieurs de bois ; elle leur attribue, à tous les âges, un nombre élevé de jours de maladie.

Les employés des *postes et télégraphes*, en Suisse, ont une mortalité qui se calque en quelque sorte sur la moyenne ; à Paris, leur mortalité est plutôt inférieure à la moyenne.

Commerce de l'alimentation. — Les *brasseurs* ont, à Paris, comme en Angleterre, une forte mortalité à tous les âges. D'après les documents anglais, la phthisie et les autres maladies des organes respiratoires sont chez eux très répandues ; mais la grande cause de mort est l'alcoolisme et les maladies du foie et du système nerveux qui en résultent.

Les fabricants de *malt* ont, au contraire, en Angleterre, une mortalité inférieure à la moyenne.

Hôteliers, marchands de vins, traiteurs et restaurateurs. — En Suisse, leur mortalité (et notamment leur mortalité par phthisie) l'emporte de beaucoup sur la moyenne de 30 à 60 ans. Avant cet âge, elle est moyenne.

Il en est exactement de même à Paris.

En Angleterre, leur mortalité dépasse celle de toutes les autres professions. **M.** Ogle fait remarquer que les résultats qu'il obtient concordent avec ceux qu'a observés l'actuaire John Scott, d'après les expériences de la *Scottish amicable life assurance Society* (1826-76). Naturellement, c'est l'alcool qui est la cause du mal ; les maladies du foie sont plus fréquentes parmi les marchands de liqueur que ne l'est la phthisie elle-même dans le commun des hommes. Les maladies des organes urinaires, celles du système nerveux, le suicide, la goutte, dépassent de beaucoup la moyenne ordinaire.

Les maladies du système digestif atteignent la moyenne sans la dépasser.

Les *fruitiers* (marchands de beurre, œufs, lait, fromage, poisson, volaille, fruits et légumes) auraient, à Paris, une mortalité des plus faibles. En Angleterre, elle dépasserait, au contraire, la moyenne. La statistique anglaise distingue les marchands de volaille *(poulterers)*, dont la mortalité serait vraiment énorme, et les marchands de poisson *(fishmongers)*, qui ne seraient guère plus favorisés.

Les *épiciers* ont, en Angleterre et à Paris, une mortalité des plus faibles. La phthisie, les maladies du système respiratoire, circulatoire et nerveux, sont peu répandues parmi eux ; cependant l'alcoolisme et les maladies du foie sont fréquentes chez les épiciers anglais ; le suicide n'est pas rare.

Les *confiseurs, glaciers, chocolatiers*, auraient, d'après la statistique parisienne, une mortalité assez élevée à tous les âges.

Les *tobacconists* (ouvriers en tabac, et surtout marchands de tabac) ont, en Angleterre, de 20 à 45 ans, une mortalité assez forte qui devient ensuite voisine de la moyenne. Cette mortalité est un peu moins forte d'après la table de M. Ogle.

Autres professions commerciales. — Ces professions sont, comme nous l'avons dit, mal définies, à cause du peu de précision avec laquelle la plupart des commerçants indiquent leur profession.

La statistique suisse comporte la rubrique générale suivante : « *Commerce proprement dit, banques-agences* » ; la mortalité propre à cette profession est à tous les âges un peu supérieure à la moyenne ; la phthisie est assez fréquente.

En Angleterre, la mortalité des employés de commerce et des employés d'assurance (*insurance service and commercial clerks*) serait forte à tous les âges.

Celle des *voyageurs de commerce* serait forte aussi, mais moindre pourtant que la précédente. L'alcoolisme est très répandu parmi les voyageurs de commerce anglais, et par conséquent les maladies du foie, celles du système nerveux, le suicide, sont fréquents. La goutte se rencontre assez souvent. La phthisie dépasse de peu la moyenne. Les maladies des appareils circulatoire, respiratoire et digestif sont plutôt rares.

A Paris, la mortalité des *négociants et employés* (de banque, d'assurance et en général) serait, comme en Suisse et comme en

Angleterre, sensiblement supérieure à la moyenne. Il en serait de même des employés en *bonneterie et nouveautés*.

Quoique la concordance de tous ces résultats soit digne d'être notée, nous devons avouer que, pour les motifs indiqués au début de cet article, ils ne nous inspirent qu'une confiance médiocre.

La statistique anglaise distingue onze catégories de *boutiquiers* (non compris les marchands de spiritueux, dont il n'est pas question ici). En général, leur état sanitaire est assez satisfaisant. Mais des différences assez sensibles séparent chaque catégorie de commerce. Les plus favorisés sont les *marchands de charbon* et les *épiciers*, dont la mortalité est des plus faibles. Puis les *libraires-papetiers*, les *drapiers*, les *quincailliers*, qui se rapprochent de la moyenne les *marchands de tabac*, les *marchands de beurre*, les *droguistes* et les *fruitiers* la dépassent.

Les causes de mort nous sont indiquées pour deux de ces catégories : les épiciers, doués d'un état sanitaire satisfaisant, et les drapiers, beaucoup moins favorisés. (Voir plus haut ce que nous avons trouvé pour les marchands de nouveautés de Paris.) Ce qui fait l'infériorité des drapiers anglais, c'est uniquement leur grande tendance à la phthisie, la fréquence relative des autres maladies de l'appareil respiratoire. Pour toutes les autres maladies, ils ont des chiffres voisins de ceux des épiciers, ou inférieurs à ceux-ci, parce que les épiciers ont une tendance assez sensible à l'alcoolisme, et par conséquent une propension assez notable aux maladies du foie et des reins.

Professions libérales. — Le clergé protestant anglais (distingue en deux rubriques : *clergymen* et *protestant ministers*) jouit d'un état sanitaire très satisfaisant. De toutes les professions, c'est la moins frappée par la mort. L'existence régulière, assurée et suffisamment active des pasteurs explique sans doute le privilège dont ils jouissent. Leur mortalité, quoique très faible déjà d'après M. W. Farr, a été moindre encore en 1880-82.

Les prêtres catholiques anglais ont une mortalité faible, mais plus forte pourtant que les pasteurs. Dans la vieillesse, leur mortalité dépasse même la moyenne.

Quoique les observations parisiennes soient peu nombreuses, on doit remarquer qu'elles confirment entièrement la conclusion qui précède. La mortalité des prêtres catholiques (nous réunissons le clergé régulier et le clergé séculier, dont la mortalité paraît analogue) est très faible jusqu'à 50 ans. Puis elle atteint et dépasse même la moyenne. William Farr attribuait au célibat le fait que la mortalité des prêtres catholiques l'emporte sur celle des pasteurs.

En Suisse, la mortalité du clergé (protestant et catholique) est également très faible.

Les Anglais distinguent les *avocats plaidants* (*barristers*) dont la mortalité serait des plus faibles, et les *avoués* avec leurs clercs (*solicitors and attorneys*) ; ceux-ci, dont le nombre en Angleterre dépasse de beaucoup celui des *barristers*, auraient une mortalité moyenne.

D'après les chiffres recueillis à Paris, la mortalité des avocats serait un peu inférieure à la moyenne. Celle des *officiers ministériels et de leurs clercs* serait plutôt un peu supérieure. Ces résultats, quoique conformes à ceux que nous venons de voir en Angleterre, ne nous inspirent qu'une confiance relative.

Les *magistrats* auraient à Paris une mortalité des plus faibles, mais les observations qui les concernent sont trop peu nombreuses pour permettre d'affirmer ce résultat, si vraisemblable qu'il soit d'ailleurs.

Les *clercs* d'étude (*law clerks*) auraient en Angleterre une mortalité des plus élevées. A Paris, la mortalité des clercs d'officiers ministériels est également supérieure à la moyenne.

Les *médecins et chirurgiens* anglais ont à tous les âges une mortalité très supérieure à la moyenne (égale à celle des carriers), ce qui ne saurait surprendre si l'on réfléchit à l'insalubrité de leur profession. Il en est de même en Suisse. La phthisie n'est pourtant pas beaucoup plus répandue parmi eux que dans l'ensemble de la population. Mais s'ils ne profitent pas eux-mêmes de leurs connaissances en hygiène, ils en font profiter leurs enfants, car dans aucune profession (excepté les instituteurs) la mortalité des enfants de 0 à 1 an n'est aussi faible.

A Paris, la mortalité des médecins est au contraire très faible à tous les âges. Ce résultat est moins contradictoire avec le précédent qu'on ne pourrait le croire au premier abord. La majorité des médecins anglais et surtout des médecins suisses sont tout naturellement des médecins de campagne, exposés à parcourir des distances considérables par les temps les plus rigoureux dans de petites voitures découvertes que le plus souvent ils conduisent eux-mêmes; il n'est donc pas surprenant que leur mortalité soit élevée, car nous avons vu combien est forte celle des cochers. Les médecins parisiens mènent une existence entièrement différente et sont beaucoup moins exposés aux intempéries.

Les *pharmaciens* anglais (*chemists, druggists*) avaient, d'après W. Farr, une mortalité à peu près aussi élevée que les médecins.

Depuis cette époque, leur situation s'est améliorée tout en restant mauvaise.

A Paris, les « pharmaciens et herboristes » semblent avoir une mortalité plus faible encore que celle des médecins parisiens.

Les *professeurs* (*schoolmasters, teachers, professors*, etc.) jouissent en Angleterre d'un état sanitaire assez satisfaisant. Leur situation était moins bonne au temps de W. Farr. Leur mortalité était faible jusqu'à 55 ans, puis elle dépassait la moyenne.

En Suisse, il en est exactement de même pour les *instituteurs ;* leur mortalité, faible jusqu'à 60 ans, devient ensuite considérable. La phthisie n'est ni plus ni moins fréquente parmi eux que parmi le commun des hommes. Leurs enfants n'ont qu'une mortalité des plus faibles.

La statistique parisienne distingue les instituteurs et professeurs attachés aux établissements *publics* d'instruction ; leur mortalité est des plus faibles à tous les âges, tandis que la mortalité des professeurs spéciaux (de musique, de danse, d'escrime, etc.) serait considérable. Il est possible que ce dernier résultat vienne de ce qu'un grand nombre d'individus sans profession bien définie se disent professeurs sans avoir de droits suffisants à ce titre.

C'est pour une raison analogue qu'en Angleterre les *musiciens, maîtres de musique*, ont une mortalité effroyable. L'exercice de cet art agréable n'a pourtant rien de dangereux, mais la musique est une *profession refuge*. La statistique anglaise compte parmi les musiciens même les joueurs d'orgue de Barbarie.

Les *ingénieurs civils* en Angleterre ont une mortalité moyenne jusqu'à 45 ans, faible à partir de cet âge.

Les *architectes* à Paris ont une mortalité très faible jusqu'à 40 ans, moyenne à partir de cet âge. La statistique anglaise les confond sous la même rubrique que les *sculpteurs, graveurs et autres artistes*. La mortalité que l'on obtient ainsi est élevée, mais elle concerne une profession trop vaguement définie pour qu'on doive admettre son exactitude.

III

CONCLUSIONS. — Au cours de cette étude, nous avons dû adopter l'ordre suivi dans les différentes nomenclatures de profession adoptées par les statistiques. Nos conclusions seront plus faciles à formuler et prendront un caractère plus général si nous suivons un ordre plus approprié aux vues de l'hygiène.

Les professions, considérées au point de vue de leur degré de salubrité, peuvent être classées sous les chapitres suivants [1] :

1. PROFESSIONS EXPOSANT L'HOMME AUX INTEMPÉRIES, TOUT EN LE CONTRAIGNANT AU REPOS. —Telles sont notamment les professions de *cocher*, et, à un moindre degré, de *charretier*. Nous avons vu que ce sont les plus malsaines de toutes.

2. PROFESSIONS EXPOSANT L'HOMME AUX INTEMPÉRIES, MAIS SANS LE CONTRAINDRE AU REPOS. — Autant les précédentes sont dangereuses, autant celles-ci sont généralement salubres; telles sont les professions de *cultivateur, maraîcher-pépiniériste, garde-chasse*, etc. Les *pêcheurs sur mer*, les *bateliers* rentrent à certains égards dans cette catégorie.

3. PROFESSIONS EXPOSANT L'HOMME A RESPIRER DES POUSSIÈRES DURES, MAIS A L'AIR LIBRE. — Tels sont les *tailleurs de pierre, marbriers, praticiens-sculpteurs*, etc., les *carriers*, dont la mortalité est très élevée. Les *maçons*, les *couvreurs en tuile et ardoise*, etc., qui se rattachent jusqu'à un certain point à cette catégorie, ont une mortalité un peu moindre que les précédents.

---

1. M. Ogle, devant le Congrès de démographie de Londres (1891), a admis les sept catégories suivantes : 1° travaux qui s'exécutent dans une position ramassée, et spécialement ceux qui opposent un obstacle à l'action des organes thoraciques; 2° surmenage, et spécialement efforts musculaires et mouvements soudains ; 3° industries qui emploient des substances nuisibles telles que le plomb, le phosphore, le mercure, des objets souillés, etc.; 4° travaux qui s'exécutent dans des locaux mal ventilés et surchauffés ; 5° excès alcooliques; 6° probabilité d'accident; 7° exposition à l'inhalation de poussières de diverses natures.

Cette division du sujet s'éloigne peu de celle que nous adoptons.

Le professeur Proust (*Traité d'hygiène*) divise les professions suivant la nature des accidents pathologiques qu'elles peuvent provoquer. Quoique cette classification soit très logique, surtout au point de vue médical, nous n'avons pu la suivre que d'assez loin dans cette étude, parce que nous avons surtout recherché le degré de nocivité des différentes professions.

4. PROFESSIONS EXPOSANT L'HOMME A RESPIRER DES POUSSIÈRES DU-
RES, MAIS DANS L'AIR CONFINÉ. — Ces professions exposent à une mortalité au moins aussi élevée que celle de la catégorie précédente,
quelle que soit la nature de la poussière respirée, que celle-ci soit
métallique (*machines et outils, serruriers, armuriers, instruments
de précision ou de chirurgie, couteliers, fabricants d'aiguilles,* etc.),
ou qu'elle soit rocheuse (*potiers,* etc.), ou qu'elle soit d'origine
animale (*brossiers, poils et crins, coiffeurs,* etc.). Notre secrétaire général, M. Napias, a montré quels dangers faisaient courir
aux ouvriers les poussières dures, de quelque nature qu'elles fussent, et il a montré comment on peut les en garer soit par la ven-
tilation, soit par l'emploi de l'eau. L'excellence de ce moyen de
protection est prouvée par les courbes saisissantes que M. Napias a
jointes à son travail [1].

5. PROFESSIONS EXPOSANT L'HOMME A RESPIRER DES POUSSIÈRES
MOLLES. — Ces professions sont généralement moins insalubres que
les précédentes (*meuniers, boulangers, filateurs, ramoneurs,* etc.).

6. PROFESSIONS EXPOSANT L'HOMME A UNE CHALEUR EXAGÉRÉE, A LA
FUMÉE, A LA VAPEUR, ETC. — Les *forgerons* jouissent d'un état sanitaire satisfaisant à Paris, moins satisfaisant en Angleterre et surtout
en Suisse. Les *mécaniciens* ont une mortalité moyenne. Les *boulangers* doivent sans doute leur mortalité un peu élevée aux poussières qu'ils respirent; les *verriers* et *cristalliers* aux substances
qu'ils travaillent.

7. PROFESSIONS EXPOSANT L'HOMME A ABSORBER DES SUBSTANCES NUI-
SIBLES. — Telles sont les professions qui exposent au saturnisme
(tels sont, selon la fréquence de l'empoisonnement : les *fabricants de
limes,* les *peintres,* les *potiers,* les *plombiers,* les *imprimeurs,* etc.),
les professions qui exposent à l'absorption du phosphore, du mercure et autres poisons minéraux ou à l'absorption de poisons vé-
gétaux (*tobacconists*), ou encore celles qui mettent l'homme en
contact avec des matières corrompues (*bouchers, tanneurs,* etc.).
La mortalité dans ces différentes professions est généralement considérable.

8. PROFESSIONS EXPOSANT L'HOMME A LA TENTATION DE L'ALCOOL. —

1. H. NAPIAS. Note sur les poussières industrielles. Principes d'assainisse-
ment des industries à poussières (*Bull. de la Soc. industrielle de Rouen,* 1884).

En premier lieu, il faut classer ici les *marchands de vin* et *hôte-liers*, dont la mortalité à Paris paraît moindre qu'en Suisse ou en Angleterre. Les *brasseurs* anglais ont une mortalité moindre, quoique encore très élevée.

9. PROFESSIONS EXPOSANT L'HOMME A DE NOMBREUX ACCIDÉNTS. — Les mineurs de charbons et de fer auraient une mortalité extrêmement favorable sans les nombreux accidents qui les déciment. Il en est de même des *pêcheurs sur mer*. Les *mineurs cornouans* et les *carriers* sont très exposés aux accidents, mais d'autres causes de mort très actives élèvent leur mortalité.

10. PROFESSIONS SÉDENTAIRES. — Parmi elles, il en est de très favorisées, et d'autres au contraire qui sont très frappées par la mort. L'état sanitaire de ces professions paraît dépendre notamment de ce que beaucoup d'entre elles sont exercées dans l'air confiné ; il dépend aussi de ce que ceux qui les exercent sont recrutés parmi les plus faibles de la population. Parmi les professions sédentaires où la mortalité est faible, il faut citer les *fruitiers*, les *épiciers*, etc.; au contraire les *marchands de nouveautés*, les *marchands de poisson*, etc., sont soumis à une mortalité moyenne. Les *tailleurs* sont soumis à une mortalité élevée, qui paraît moindre pour les *cordonniers*, les *horlogers*, les *graveurs*, etc.

Les *banquiers, changeurs et leurs employés* seraient soumis, d'après les quatre tables, à une mortalité supérieure à la moyenne, mais nous n'avons cependant admis ce résultat qu'avec réserve.

11. PROFESSIONS LIBÉRALES. — En général l'exercice de ces professions suppose une certaine aisance ; aussi sont-elles presque toutes soumises à une mortalité faible. Les *prêtres*, les *magistrats*, les *instituteurs publics* ont une mortalité des plus modérées. Les *avocats*, les *officiers ministériels* et leurs clercs, les *architectes*, les *ingénieurs,* ont une mortalité inférieure à la moyenne. Les *médecins* de Paris ont une mortalité très faible, tandis qu'en Suisse et en Angleterre leur mortalité dépasse la moyenne.

La table de mortalité par professions que nous avons calculée d'après les documents parisiens, et qui est la première qui ait été faite en France, ne peut être acceptée qu'avec réserve, étant soumise, comme les autres tables de mortalité, à de notables chances d'erreur. Cette table confirme presque en tous points les résultats obtenus d'après les documents anglais et suisses.

Sur 1,000 individus du sexe masculin
de chaque âge et de chaque profession, combien de décès en un an?
Paris, 1885-1889.

Nos D'ORDRE	PROFESSIONS A PARIS.	20 à 29 ans.	30 à 39 ans.	40 à 49 ans.	50 à 59 ans.
	Population totale de Paris (sexe masculin)....................	11.1	14.9	21.2	31.2
1	Horticulteurs, pépiniéristes, maraîchers..........................	11.1	13.6	21.6	30.0
2	Tissus mélangés, passementerie, dentelles, tulles, blondes, marchands de passementerie, mercerie, dentelles, ganterie, lingerie..........	9.1	12.2	20.4	27.8
3	Machines de toute espèce : moteurs à vapeur fixes et mobiles ; rails, coussinets, fers forgés et ouvrés pour construction ; essieux, bandes de roues, appareils de chauffage et de ventilation ; ustensiles aratoires ; pièces d'architecture en fonte, fer, zinc, clous, vis, limes, épingles, aiguilles, fils télégraphiques, etc. etc...............................	.7	16.2	21.2	36.0
4	Fondeurs, fourbisseurs, taillandiers, chaudronniers, forgerons, potiers d'étain, tourneurs sur métaux, coutelleries, objet de quincaillerie, marchands d'ustensiles de ménage, quincaillerie, bazars..............	9.4	11.4	15.4	22.6
5	Tanneurs, corroyeurs, hongroyeurs, mégissiers, chamoiseurs, parchemiliers, maroquiniers, portefeuillistes	9.1	10.5	15.9	26.4
6	Boisseliers, tonneliers, tamisiers, vanniers, layetiers et coffretiers.......	10.9	14.3	17.7	26.1
7	Fabriques de produits chimiques servant dans les arts et pour la médecine (acides divers, soude, alun, potasse); fabriques do noir animal, de vernis et cirage, colle, garance, couleurs, graisse pour voitures, huile de poisson ; fabriques de savon ; féculeries et amidonneries ; toiles cirées ; caoutchouc, gutta-pe cha ; raffineries, bitume, asphalte, soufre, résine, goudron....	13.6	11.3	19.8	27.6
8	Serruriers...........................	10.9	14.2	23.8	32.9
9	Menuisiers et charpentiers..........	10.5	18.8	24.3	30.7
10	Maçons, tailleurs de pierre et couvreurs.................................	9.5	16.0	23.7	31.4
11	Marbriers, ornemanistes (mouleurs, praticiens, sculpteurs).............	20.1	21.2	23.4	39.0

Nos D'ORDRE	PROFESSIONS A PARIS.	20 à 29 ans.	30 à 39 ans.	40 à 49 ans.	50 à 59 ans.
	Population totale de Paris (sexe masculin)................	11.1	14.9	21.2	31.2
12	Peintres, vitriers, plâtriers, décorateurs, badigeonneurs, doreurs en bâtiments.........................	14.8	23.0	28.8	42.0
13	Rampistes, plombiers, plafonneurs, parqueteurs.......................	15 0	22.3	25.2	44.1
14	Ébénistes, fabricants de meubles et chaises, marqueteurs..............	9.0	13.6	16.3	24.5
15	Fabriques de tapis, tapissiers, marchands de meubles, tapis, rideaux, literie............................	6.7	10.6	14.5	22.7
16	Chapeliers et fabricants de casquettes, fabriques de chapeaux de paille, marchands de chapeaux..........	5.9	8.3	13.9	23.6
17	Tailleurs, vêtements tout faits d'hommes et de femmes.................	9.1	11.3	23.4	39.8
18	Cordonniers et bottiers.............	13.4	19.2	20.4	35.3
19	Barbiers, coiffeurs et perruquiers....	14.8	14.2	18.1	33.2
20	Raffineurs de sucre.................	7.1	13.7	18.4	24.6
21	Boulangers.........................	12.4	16.2	24.4	39.0
22	Marchands bouchers, charcutiers, tripiers..............................	10.6	14.0	22.2	27.5
23	Marchands de beurre, d'œufs, de lait, fromages, poissons, volailles, fruits et légumes......................	5.7	9.9	11.8	17.4
24	Épiciers, pâtes alimentaires	6.6	7.0	8.7	11.4
25	Confiseurs, glaciers. chocolatiers....	15.0	16.5	20.4	25.0
26	Marchands de vins et liqueurs, cafetiers, restaurants, rôtisseurs, hôtels garnis	12.0	21.2	25.7	30.2
27	Carrossiers, charrons, selliers, bourreliers, maréchaux-ferrants........	15.9	20.1	25.9	43.8
28	Imprimerie, lithographie, gravure en taille-douce, clichage.............	17.8	23.7	26.7	40.6
29	Relieurs............................	11.9	14.1	13.2	27.4
30	Orfèvres, bijoutiers, joailliers, lapidaires, émailleurs, horlogers, batteurs d'or, doreurs et argenteurs, sur bois et sur métaux, fabricants de bronze, ciseleurs sur métaux; marchands d'orfèvrerie, bijoutiers horlogers, objets en bronze........	9.7	14.0	14.9	24.7

Nᵒˢ D'ORDRE	PROFESSIONS A PARIS.	20 à 29 ans.	30 à 39 ans.	40 à 49 ans.	50 á 59 ans.
	Population totale de Paris (sexe masculin).....................	11.1	14.9	21.2	31.2
31	Voituriers et charretiers.............	17.6	21.5	26.7	30.4
32	Directeurs et administrateurs, agents et employés des entreprises de voitures publiques (diligences, omnibus, fiacres, voitures de roulage, voitures de déménagement), loueurs de chevaux et voitures.............	16.4	20.5	32.0	58.0
33	Postes, télégraphes..................	5.7	7.8	10.5	19.3
34	Directeurs, employés, agents, gagistes et salariés des établissements de crédit en société anonyme (Banque de France, Comptoir d'escompte, Crédit foncier, etc.); compagnies diverses d'assurances (directeurs, employés, gagistes); banquiers, changeurs, agents de change; courtiers de commerce, commissaires-priseurs, commissionnaires en marchandises, facteurs aux halles et marchés; négociants et employés sans autre désignation.............	17.5	20.3	28.1	30.7
35	Commerce de nouveautés, bonneterie	14.8	25.5	40.4	49.4
36	Clergé séculier (archevêques, évêques chanoines, curés, vicaires, desservants, chapelains, aumôniers); clergé régulier (religieux appartenant à des congrégations ou ordres religieux)..........................	5.0	8.2	9.0	30.5
37	Avocats ou agréés près les tribunaux de commerce....................	9.8	11.6	11.1	22.8
38	Officiers ministériels (avoués, notaires huissiers et leurs clercs)..........	10.3	15.8	22.4	42.2
39	Médecins et chirurgiens	9.9	11.3	9.8	21.9
40	Pharmaciens et herboristes..........	7.8	9.2	11.1	15.7
41	Directeurs, professeurs, régents, maîtres et économes des établissements d'instruction entretenus aux frais de l'État, des départements, des communes (écoles primaires, lycées facultés, écoles spéciales)..........	7.0	8.5	5.8	17.0
42	Professeurs spéciaux (musique, danse, dessin, escrime, etc.)..............	19.4	11.8	17.0	55.8
43	Architectes......................	3.6	5.2	17.0	25.8
	Population totale de Paris (sexe masculin)	11.1	14.9	21.2	31.2

Mortalité par professions

GROUPES PROFESSIONNELS.	SUR 1,000 VIVANTS — SANS DISTINCTION DE CAUSES DE DÉCÈS. Age révolu			
	15-19	20-29	30-39	40-49
1	2	3	4	5
1. Mines et tourbières, carrières et salines	5.29	7.49	10.42	22.75
2. Agriculture, horticulture, etc	3.30	5.71	7.89	12.05
3. Sylviculture	4.48	5.25	8.74	12.06
4. Chasse et pêche	10.74	13.02	8.54	8.26
5. Alimentation	3.68	6.84	12.50	16.98
6. Dont : Meuniers	2.06	6.70	8.39	17.12
7. Boulangers	4.15	6.83	11.44	15.92
8. Bouchers et charcutiers	3.18	5.27	17.85	21.45
9. Vêtement et toilette	4.20	8.64	11.26	16.24
10. Dont : Tailleurs	6.14	10.63	11 88	17.86
11. Cordonniers	3.66	7.70	10.01	14.21
12. Construction et ameublement de bâtiments	6.00	8.88	12.82	18.38
13. Dont : Tailleurs de pierre et marbriers	6.10	8.48	18.14	26.42
14. Maçons et gypseurs	8.14	9.53	13.12	18.93
15. Charpentiers	6.31	6.54	10.14	16.75
16. Menuisiers et vitriers	5.74	8.24	11.96	15.39
17. Serruriers	8.78	12.41	15.97	29.68
18. Tonneliers et boisseliers	2.49	11.27	20.29	22.70
19. Arts polygraphiques	4.66	10.21	14.33	16.22
20. Industrie textile	4.60	6.20	6 97	12.01
21. Dont : Filature, tissage, etc., de la soie	5.76	6.06	6.30	9.87
22. — — du coton	4.65	8.03	9.30	13.26
23. — — du lin et mi-lin	3.54	4.46	6.74	8.79
24. Broderie	3.90	5.00	5.28	11.46
25. Produits chimiques	3.48	5.27	7.68	11.46
26. Fabrication de machines et d'outils	4.35	9.23	11.56	17.43
27. Dont : Horlogerie et fabrication d'outils d'horlogerie	5.35	11.09	13.27	20.12
28. Mécaniciens	3.22	7.25	10.09	10.81
29. Forgerons et maréchaux	2.61	6.45	11.25	16.58
30. Charronnerie et fabrication de wagons	3.43	6.46	9.29	14.00
31. Commerce proprement dit, banques, agences et assurances	6.29	11.08	14.10	18.67
32. Auberges et pensions	3.61	7.77	16.85	24.17
33. Dont : Hôtels, restaurants, cabarets, etc	3.67	7.87	17.02	24.39
34. Transport	6.00	8.80	11.24	16.30
35. Dont : Ponts et chaussées	6.17	11.08	13.04	18.79
36. Chemins de fer	6.38	8.36	8.58	11.64
37. Postes et télégraphes	6.17	7.11	10.81	13.76
38. Camionnage et voiturage	4.18	10.82	18.31	25.99
39. Administration publique et justice	3.16	9.11	11.23	16.85
40. Dont : Fonctionnaires et employés publics	2.76	7.30	8.92	17.90
41. Sciences médicales	3.77	10.90	12 31	20.68
42. Cultes et instruction publique	5.06	7.20	8.20	13.06
43. Dont : Instituteurs	5.37	6.35	8.73	14.80
44. Autres professions libérales	10.06	15.04	14.64	23.39
45. Services personnels	18.90	18.92	28.21	35.79
46. Sans profession ou profession inconnue	19.78	33.23	42.56	39.19
MOYENNE GÉNÉRALE POUR LA SUISSE ENTIÈRE	4.78	7.90	10.72	15.31

en Suisse (1879-1882.)

			DE CHAQUE AGE ET DE CHAQUE PROFESSION, COMBIEN DE DÉCÈS EN UN AN?							SUR 1,000 NAISSANCES LÉGITIMES dont le père exerce la profession désignée, combien de décès de 0 à 1 an?
SANS DISTINCTION DE CAUSES DE DÉCÈS.			PAR PHTHISIE PULMONAIRE SEULEMENT							
Age révolu.			Age révolu							
50-59	60-69	70-79	15-19	20-29	30-39	40-49	50-59	60-69	70-79	
6	7	8	9	10	11	12	13	14	15	16
31.35	75.56	118.85	—	1.86	2.26	5.40	4.50	10.49	2.96	163.8
21.66	45.73	112.37	0.66	1.48	1.96	2.02	2 37	2.57	2.61	—
21.51	47.51	84.36	—	0.28	3.23	1.71	2.11	2.80	1.28	—
27.32	67.52	141.51	2.69	1.44	2.44	1.18	4.55	9.39	—	—
30.40	64.64	178.65	0.92	2.72	4.70	4.21	4.75	6.23	4.80	—
33.22	66.86	194.67	1.18	0.98	3.68	4.87	4.09	5.21	7.00	—
28.85	72.96	215.16	1.01	2.89	4.05	3.81	4.17	8.32	9.09	—
29.90	64.63	152.10	0.53	5.59	6.82	5.85	6.29	6.29	—	—
29.78	63.82	147.53	1.57	3.00	5.11	4.57	4.91	6.07	4.81	—
29.96	60.38	139.76	2.24	4.89	5.55	5.48	5.54	6.93	2.77	—
29.99	67.24	155.55	1.43	2.96	4.41	3.73	5.01	5.45	6.04	—
33.93	64.40	142.29	1.56	3.61	4.78	5.04	5.66	5.75	4.65	177.5
45.28	89.56	176.00	1.02	3.01	8.65	9.90	12.60	14.05	19.32	..
34.87	67.40	140.47	1.38	2.80	3.45	4.08	5.59	5.73	4.39	—
30.70	66.34	160 05	1.27	1.86	3.78	3.41	4.83	6.38	3.31	
31.60	56.64	135.02	2.20	4.67	4.68	5.55	5.92	3 75	5.20	..
40.28	69.50	165.76	3.39	5.35	7.29	10.37	11.60	7.70	3.43	—
38.92	67.02	122.68	—	3.52	8 68	7.00	4.55	5.25	4.06	
26.96	59.86	171.05	2.00	6.48	7.85	6.56	6.65	7.32	—	173.8
25.79	58.21	134.39	1.61	2.72	2.66	2.89	4.25	4.80	2.49	224.3
26.37	56.36	154.93	2.81	2.81	2.25	3.06	5 61	4.47	9.68	—
24.91	54.28	119.50	1.51	4.00	3.36	2.68	3.90	4.80	0.53	—
24.61	59.17	140.00	1.42	1.91	2.55	1.25	3.80	4.25	2.73	—
19.72	44.78	130.43	1.06	2.00	2.53	3.55	3.00	11.64	—	—
25.06	51.85	157.08	1.17	3.09	2.94	3.43	4.30	6.95	5.86	210.3
29.54	55.48	131.53	1.51	5.00	5.21	5.87	5.31	4.02	2.63	169.7
32.53	52.38	116.56	2.28	6.56	6.52	7.32	5.82	3.84	2.55	—
30.53	43.78	134.43	0.36	4.50	4.78	3.75	4.02	5.23	2.48	—
32.47	63.56	174.44	0.76	2.29	4.09	5.57	5.30	3.72	3.96	—
25.30	57.48	119.81	1.14	2.25	3.34	3.19	4.60	1.90	1.33	—
29.22	55.75	124.22	1 80	5.75	6.56	4.78	4.42	3.79	2.75	154.0
32.76	47.68	145.35	1.21	4.38	6.79	6.04	3.88	1.89	1.08	179.1
33.23	48.44	149.35	1.23	4.44	6.86	6.11	3.98	1.99	1.17	179.1
28.24	51.41	150.00	1.20	2.10	2.58	3.40	3.47	4.36	4.80	186.4
25.32	37.95	124.35	0.62	3.70	2.98	3.78	3.45	4.31	2.72	221.7
19.94	36.84	131.94	1.09	1.38	1.72	2.07	2.99	3.26	—	182.5
22.49	52.05	107.14	3.08	4.08	4.09	3.52	3.04	4.48	5.08	158.2
51.01	91.67	256.49	0.93	2.74	4.79	5.75	4.46	4.57	14.42	—
34.58	56.91	134.70	1.73	4.92	4.77	4.32	6.47	4.01	2.83	144.1
25.49	55.31	133.06	1.11	3.41	3.41	4.45	6.45	5.15	5.60	—
30.36	66.89	139.83	—	4.81	4.67	5.28	3.22	5.01	—	121.4
22.03	59.06	130 79	2.52	3.86	3.65	3 65	3.31	4 10	1.17	116.0
24.29	63.79	206.82	2.67	3.35	3.81	4.57	3.27	6.68	5.01	—
23.99	70.88	100.01	5.43	8.02	7.29	5.00	6.86	8.12	—	—
48.61	71.61	189.90	3.07	6.39	8.96	10.30	9.31	3.00	3.72	—
45.55	56 44	88.05	5.49	12.06	9.38	6.59	5.26	2.85	1.89.	—
26.30	51.11	109.22	1.26	3.06	3.97	3.54	3.66	3.48	2.60	178.4

Sur 1,000 hommes de chaque âge exerçant chaque profession, combien de décès en un an (Angleterre et Galles): 1° pendant les trois années 1860, 1861, 1871 ; 2° pendant les trois années 1880, 1881, 1882.

Voir en note l'explication de la col. *e*.)

NUMÉROS D'ORDRE.	PROFESSIONS (ANGLETERRE ET GALLES.)	MOYENNE ANNUELLE DES DÉCÈS pour 1,000 vivants				CHIFFRES COMPARATIFS de la mortalité
		1860-1-1871		1880-1-2		1880-1-2 [1]
		Années d'âge		Années d'âge		Années d'âge
		25-45 *a*	45-65 *b*	25-45 *c*	45-65 *d*	25-65 *e*
	Moyenne générale du sexe masculin....................	11.27	23.98	10.16	25.27	1.000
	Hommes exerçant une profession.	—	—	9.71	24.63	967
	Hommes sans profession.........	—	—	32.43	36.20	2.182
	Hommes dans un certain nombre de districts sanitaires [2].........	—	—	8.47	19.74	804
1	Ecclésiastique, prêtre, pasteur...	5.96	17.31	4.64	15.93	556
2	Avocat, avoué...................	9.87	22.97	7.54	23.13	842
3	Médecin, chirurgien, praticien en général....................	13.81	24.55	11.57	28.03	1.122
4	Maître d'école, professeur........	9.82	23.56	6.41	19.84	719
5	Artiste, graveur, sculpteur, architecte.........................	11.73	22.91	8.39	25.07	921
6	Musicien, maître de musique....	18.94	34.76	13.78	32.39	1.314
7	Fermier, herbager...............	7.66	17.32	6.09	16.53	631
8	Ouvrier dans les dix comtés agricoles [3].....................	—	—	7.13	17.68	701

1. Quelques explications sont nécessaires pour expliquer le sens des chiffres contenus dans cette colonne : En Angleterre, en général, pour produire 1,000 décès de 25 à 65 ans, il faut 64,641 hommes de cette période d'âge ; parmi eux, il y a 41,920 hommes de 25 à 45 ans, et 22,721 de 45 à 65 ans. Cela étant, on a recherché pour chaque profession combien 41,920 hommes de 25 à 45 ans et 22,721 de 45 à 65 ans produiraient de décès. On a inscrit le résultat total de chaque profession dans cette colonne. Ainsi les ecclésiastiques ne fournissent que 556 décès, tandis que la moyenne de la population anglaise fournirait, dans les mêmes conditions d'âge, 1,000 décès. Les domestiques d'hôtel, dans les mêmes conditions d'âge, fourniraient 2,205 décès, etc.

2. Ces districts sanitaires sont ceux où la moyenne annuelle des décès (hommes et femmes réunis) a été de moins de 17 pour 1,000 en 1871-1880.

3. Les dix comtés agricoles sont les suivants : *Hertfordshire, Oxfordshire, Bedfordshire, Cambridgeshire, Suffolk, Wiltshire, Dorsetshire, Devonshire, Herefordshire* et *Lincolnshire.*

NUMÉROS D'ORDRE	PROFESSIONS (ANGLETERRE ET GALLES.)	MOYENNE ANNUELLE DES DÉCÈS pour 1,000 vivants				CHIFFRES COMPARATIFS de la mortalité
		1860-1-1871 Années d'âge		1880-1-2 Années d'âge		1880-1-2 Années d'âge
		25-45 a	45-65 b	25-45 c	45-65 d	25-65 e
9	Jardinier-pépiniériste...........	6,74	17.54	5.52	16.19	599
10	Pêcheur...	11.26	15.84	8.32	19.74	797
11	Service des cabs et des omnibus.	15.94	35.28	15.39	36.83	1.482
12	Batelier, gabarier, passeur......	14.99	30.78	14.25	31.13	1.305
13	Charretier, voiturier, roulier.....	—	—	12.52	33.00	1.275
14	Groom, cocher...................	—	—	8.53	23.28	887
15	Voyageur de commerce..........	12.28	29.00	9.04	25.03	948
16	Brasseur.......................	19.26	36.86	13.90	34.25	1.361
17	Aubergiste, cabaretier, marchand au détail d'eau-de-vie, de vin et de bière................	18.01	34.14	18.02	33.68	1.521
18	Domestique d'auberge ou d'hôtel.	21.91	42.19	22.63	55.30	2.205
19	Malteur........................	7.04	22.26	7.28	23.11	830
20	Clerc d'avoué, de notaire........	18.75	37.05	10.77	30.79	1.151
21	Employé de commerce et d'assurances.......................	14.28	28.88	10.48	24.49	996
22	Libraire, papetier..............	10.84	21.36	8.53	20.57	825
23	Chimiste, droguiste.............	13.92	23.56	10.58	25.16	1.015
24	Marchand de tabac..............	13.19	21.76	11.14	23.46	1.000
25	Épicier........................	9.49	17.15	8.00	19.16	771
26	Drapier et marchand en gros de Manchester....................	14.34	26.33	9.70	20.96	883
27	Marchand de fer	10.38	22.95	8.42	23.87	895
28	Marchand de charbon...........	8.83	22.59	6.90	20.62	758
29	Boutiquier en général..........	—	—	9.12	21.23	865
30	Marchand de fromages, lait et beurre....:.................	—	—	9.48	26.90	1.009
31	Marchand de primeurs, fruitier.	11.41	24.51	10.04	26.57	1.025
32	Marchand de poisson, marchand de volaille...................	15.62	29.21	10.53	23.45	974
33	Boutiquiers représentés par les onze rubriques précédentes (22-32)......................	—	—	9.04	21.90	877
34	Boucher......................	13.19	28.37	12.16	29.08	1.170
35	Boulanger, confiseur-pâtissier (confectioner).................	10.72	26.39	8.70	26.12	958
36	Meunier de blé................	9.32	26.65	8.40	26.62	957
37	Chapelier.....................	12.81	31.76	10.78	26.95	1.064
38	Perruquier....................	15.11	30.10	13.64	33.25	1.327
39	Tailleur......................	12.92	24.79	10.73	26.47	1.051
40	Cordonnier...................	10.39	22.30	9.31	23.36	921
41	Tanneur, pelletier............	10.43	26.57	7.97	25.37	911
42	Corroyeur....................	11.32	25.09	8.56	24.07	906
43	Sellier, harnacheur........... ..	12.29	25.21	9.19	26.49	987
44	Fabricant de chandelles, fabricant de savon...................	11.75	27.24	7.74	¹26.19	920

1. Cette proportion est basée sur moins de 5,000 années de vie.

NUMÉROS D'ORDRE	PROFESSIONS (ANGLETERRE ET GALLES.)	MOYENNE ANNUELLE DES DÉCÈS pour 1,000 vivants				CHIFFRES COMPARATIFS de la mortalité
		1860-1-1871 Années d'âge		1830-1-2 Années d'âge		1880-1-2 Années d'âge
		25-45 a	45-65 b	25-45 c	45-65 d	25-65 e
45	Manufactures de chandelle, savon, colle, engrais...	—	—	7.31	27.57	933
46	Imprimeur	13.02	29.38	11.12	26.60	1.071
47	Relieur	12.76	31.56	11.73	¹29.72	1.167
48	Fabricant de montres et d'horloges	10.78	24.90	9.26	22.64	903
49	Fabricant de montres, d'horloges, d'instruments de précision (*phil. instrument*) et joaillier	—	—	9.22	23.99	932
50	Manufacture de papier	10.33	20.19	6.48	19.62	717
51	Manufacture de verre	13.19	29.32	11.21	31.71	1.190
52	Manufacture de poterie	12.59	41.75	13.70	51.39	1.742
53	Manufacture de coton et de toile (*Lancashire*)	²10.65	²27.90	9.99	29.44	1.088
54	Manufacture de soie	9.89	20.08	7.81	22.79	845
55	Manufacture de laine	²9.35	²23.26	9.71	27.50	1.032
56	Manufacture de tapis	9.92	25.57	9.48	24.10	945
57	Manufacture de dentelle	—	—	6.78	20.71	755
58	Manufacture de bonneterie	—	—	6.69	19.22	717
59	Teinturier, blanchisseur, imprimeur sur étoffes	11.19	25.99	9.46	27.08	1.012
60	Fabricant de câbles, ficelles et cordes	9.19	29.35	7.95	22.25	839
61	Constructeur, maçon, poseur de briques	11.43	27.16	9.25	25.59	969
62	Couvreur en ardoises, couvreur en tuiles	10.66	30.76	8.97	³24.93	942
63	Plâtrier, badigeonneur	9.50	27.90	7.79	25.07	896
64	Plombier, peintre, vitrier	12.48	34.66	11.07	32.49	1.202
65	Tapissier, ébéniste, polisseur	11.09	24.09	9.55	24.77	963
66	Charpentier, menuisier	9.44	21.36	7.77	21.74	820
67	Scieur de long	8.67	21.27	7.46	23.74	852
68	Tourneur sur bois, layetier, tonnelier	11.80	26.13	10.56	28.55	1.091
69	Constructeur de voitures	10.43	29.57	9.13	24.72	944
70	Charron	8.40	21.17	6.83	19.21	723
71	Constructeur de navires, charpentier de navires	10.68	26.26	6.95	21.29	775

1. Cette proportion est basée sur moins de 5,000 années de vie.

2. Ces chiffres s'appliquent à l'Angleterre et au pays de Galles et non pas seulement au Lancashire et au West-Riding, comme les chiffres de 1880, 1881, 1882.

3. Cette proportion est basée sur moins de 5,000 années de vie.

NUMÉROS D'ORDRE.	PROFESSIONS (ANGLETERRE ET GALLES.)	MOYENNE ANNUELLE DES DÉCÈS pour 1,000 vivants				CHIFFRES COMPARATIFS de la mortalité
		1860-1-1871 Années d'âge		1880-1-2 Années d'âge		1880-1-2 Années d'âge
		25-45 (a)	45-65 (b)	25-45 (c)	45-65 (d)	25-65 (e)
72	Serrurier, poseur de sonnettes, appareilleur à gaz	11.04	27.90	9.15	25.66	967
73	Armurier	10.62	25.32	10.62	25.78	1.031
74	Coutelier, fabricant de ciseaux..	—	—	12.30	34.94	1.309
75	Fabricant de limes	16.27	42.30	15.29	[1]45.14	1.667
76	Coutelier, fabricant de ciseaux, limes, aiguilles, scies, outils..	[2]11.88	[2]32.74	11.71	34.42	1.273
77	Fabricant et ajusteur de machines, constructeur de moulins	—	—	7.97	23.27	863
78	Fabricant de chaudières	—	—	9.27	26.65	994
79	Les deux dernières rubriques ensemble (77-78)	10.61	23.81	8.23	23.89	888
80	Forgeron	10.07	23.88	9.29	25.67	973
81	Autres ouvriers du fer et de l'acier	—	—	8.36	22.84	869
82	Ouvriers d'étain	10.36	23.67	8.00	24.17	885
83	Ouvriers du cuivre rouge ou jaune, du plomb, du zinc, etc	10.74	26.17	9.15	26.79	992
84	Ouvriers en métaux	—	—	8.80	25.03	938
85	Mineur (Durham, Northumberland)	[3]11.30	[3]22.01	7.79	24.04	873
86	Mineur (Lancashire)	—	—	7.91	26.30	929
87	Mineur (West-Riding)	—	—	6.59	21.80	772
88	Mineur (Derbyshire, Nottinghamshire)	—	—	6.54	20.23	734
89	Mineur (Staffordshire)	[3]11.33	[5]30.45	7.81	26.50	929
90	Mineur (Galles du Sud, Montmouthshire)	[3]14.72	[3]29.66	9.05	30.87	1.081
91	Mineurs de charbon, tels qu'ils sont représentés par les six rubriques précédentes (85-90)..	—	—	7.64	25.11	891
92	Mineur (North-Riding et autres districts de minerai de fer)	—	—	8.05	21.85	834
93	Mineur (Cornouailles)	[3]11.94	[3]41.73	14.77	53.69	1.839
94	Carrières de pierre, d'ardoises	10.88	28.67	9.95	31.04	1.122
95	Ouvrier employé à la construction des chemins de fer et des routes, glaisier, sablonnier	—	—	11.01	24.80	1.025
96	Porteur de charbon	—	—	10.22	23.77	968
97	Ramoneur	17.53	42.87	13.73	41.54	1.519
98	Messager, portier, garde de nuit (non agents de l'Etat)	—	—	17.07	37.37	1.565
99	Marchand ambulant, colporteur..	20.09	37.82	20.26	45.33	1.879
100	Ouvrier en général (Londres)	18.35	40.64	20.62	50.85	2.020

1. Cette proportion est basée sur moins de 5,000 années de vie.
2. En 1871 seulement.
3. Cette proportion est basée sur moins de 5,000 années de vie.

— Mortalité comparative des hommes de 25 à 65 ans dans les différentes industries, avec l'industrie de quelques-unes des causes de mort et de toutes les causes en général (Angleterre et Galles, 1880-1881-1882).

(Voir en note l'explication des chiffres de ce tableau.)

PROFESSIONS (ANGLETERRE ET GALLES.)	MALADIES DU SYSTÈME NERVEUX. (a)	SUICIDE. (b)	MALADIES DE L'APPAREIL DE LA CIRCULATION. (c)	PHTHISIE. (d)	MALADIES DE L'APPAREIL RESPIRATOIRE. (e)	MALADIES DE L'APPAREIL URINAIRE. (f)	MALADIES DU FOIE. (g)	AUTRES MALADIES DE L'APPAREIL DE LA DIGESTION. (h)	ALCOOLISME. (i)	GOUTTE. (j)	SATURNISME. (k)	ACCIDENTS. (l)	TOUTES AUTRES CAUSES. (m)	TOUTES CAUSES. Chiffres de la mortalité comparative. (n)
Chiffres moyens relatifs au sexe masculin (Angleterre et Galles)	119	14	120	220	182	41	39	38	10	3	1	67	146	1,000
7. Fermier, herbager	81	17	84	103	99	31	41	30	6	2	—	30	107	631
8. Ouvrier dans les dix comités agricoles	80	9	97	122	156	22	20	43	1	1	—	33	117	701
9. Jardinier-pépiniériste	63	11	82	121	111	39	18	22	2	1	—	24	105	599
10. Pêcheur	81	13	153	108	90	14	32	35	4	—	—	152	115	797
11. Service des cabs et des omnibus	134	16	160	339	341	65	54	31	33	11	—	84	194	1,482
15. Voyageur de commerce	139	31	100	240	147	44	61	26	23	6	—	36	95	948
16. Brasseur	144	11	165	334	236	55	96	46	25	9	—	64	176	1,361
17. Aubergiste, cabaretier, marchand au détail d'eau-de-vie, vin, bière	200	26	140	295	217	83	240	37	55	13	—	45	170	1,521
	107	17	107	167	116	48	52	31	10	2	—	14	100	771
25. Épicier	100	5	75	301	129	37	35	38	8	2	—	23	121	883
26. Drapier, marchand en gros de Manchester	130	23	132	261	208	55	96	33	23	15	—	35	160	1,170
34. Boucher	136	26	131	212	186	40	46	26	15	9	—	21	117	958
35. Boulanger, confiseur	144	16	127	285	187	43	48	42	11	2	—	18	125	1,061
39. Tailleur	122	17	114	234	189	44	39	30	4	4	—	17	129	991
40. Cordonnier	90	18	93	461	165	36		32	3	—			131	1,071

Profession															Total
40. Cordonnier	122	19	114	854	157	44	45	42	4		18	125			1,051
49. Imprimeur		18	193	461	166	30	28	32	1	3	21	131			921
53. Manufacture de ... (Lan-cashire)	140		100	473	045	49	40	39			24				
54. Manufacture de coton, toile (Lan-cashire)	142	15	112	272	274	32	43	40	3	3	30	154			1,088
55. Manufacture de laine (Yorkshire)	127	13	142	257	205	36	36	39	4		27	143			1,032
58. Manufacture de bonneterie (Leicester-shire et Nottinghamshire)	114	22	104	168	115	42	16	23	1		16	96			717
» Tous les hommes (Leicestershire et Nottinghamshire)	100	17	107	164	144	37	35	29	7	1	51	111			820
61. Constructeur, maçon, poseur de briques	88	14	114	252	201	49	30	34	5	3	45	134			960
64. Plombier, peintre, vitrier	167	21	140	246	183	100	48	38	12	10	73	141		21	1,202
66. Charpentier, menuisier	89	17	104	201	133	39	31	30	4	2	38	124			820
71. Coutelier, fabricant de couteaux	100	1	111	371	380	35	30	31	3		17	132			1,309
75. Fabricant de limes	202		180	433	350	123	41	32	8		6	196		4	1,667
80. Forgeron	95	11	121	216	204	44	31	35	6		49	130			973
85. Mineur (Durham et Northumberland)	88	5	105	135	122	26	33	34	4	3	196	125			873
» Tous les hommes (Durham et Northumberland)	114	43	135	178	155	30	36	41	13		98	145			938
86. Mineur (Lancashire)	83	1	96	125	229	24	18	32	3	1	198	121			929
» Tous les hommes (Lancashire)	142	15	133	250	307	43	42	45	17		82	172			1,249
87. Mineur (West Riding)	60	5	88	111	172	23	21	31	1		161	99			772
» Tous les hommes (West Riding)	118	16	126	235	213	36	37	39	7	1	63	140			1,031
88. Mineur (Derbyshire et Nottinghamshire)	64	5	59	118	138	18	17	34	4		163	114			734
» Tous les hommes (Derbyshire et Nottinghamshire)															
89. Mineur (Staffordshire)	99	45	103	166	148	30	41	33	9	1	66	135			846
» Tous les hommes (Staffordshire)	81	3	104	102	260	38	20	26	1		172	120			929
90. Mineur (Galles du Sud et Montmouth-shire)	117	43	119	174	226	37	43	39	9		75	153			1,007
» Tous les hommes (Galles du Sud et Montmonthshire)	60	4	120	166	293	34	24	35	5	1	229	111			1,081
92. Mineur (North Riding et districts pos-sédant des mines de fer)	97	8	114	202	209	39	37	39	7		123	130			1,006
93. Mineur (Cornouailles)	51	11	64	141	206	23	14	14	8		206	96			834
» Tous les hommes (Cornouailles)	117	4	411	690	458	38	40	56	2		117	206			1,839
94. Carrières de pierre et d'ardoises	99	43	89	203	165	29	27	36	4	1	59	162			887
99. Marchand ambulant, colporteur, marchand vendant dans les rues	83	11	91	308	274	24	25	38	5		148	115			1,122
	207	44	227	475	420	69	47	66	49	3	53	249			1,879

(1) Dans ce cas, les décès par suicide ont été comptés parmi les maladies du système nerveux.

EXPLICATION DES CHIFFRES DU TABLEAU. — Les chiffres de la col. n sont tirés de la col. e du tableau précédent (voir l'explication qui en a été donnée). Les autres colonnes expliquent comment les décès dont le total est marqué col. n se répartissent entre les principales causes de mort. Ces chiffres (excepté ceux de la col. n) ne proviennent pas de l'observation de tous les décès, mais seulement de comptes établis d'après un certain nombre de décès (au minimun 500) pris au hasard.

TABLE DESTINÉE A FACILITER LES RECHERCHES

Table des professions

dont la mortalité est étudiée dans le présent mémoire.

PROFESSIONS	NUMÉRO DE LA RUBRIQUE CORRESPONDANTE dans les tables de mortalité		
	de Paris (pag. 1019)	de Suisse (pag. 1022)	d'Angle- terre (pag. 1024)
AGRICULTURE.			
Agriculture, horticulture, etc..................	»	2	»
Fermiers, herbagers..........................	»	»	7
Ouvriers dans dix comités agricoles...........	»	»	8
Jardiniers, pépiniéristes......................	»	»	9
Horticulteurs, pépiniéristes, maraîchers.......	1	»	»
Sylviculture	»	3	»
Chasse et pêche.............................	»	4	»
Pêche.......................................	»	»	10
Gardes-chasse...............................	»	»	»
EXTRACTION DE MATIÈRES PREMIÈRES.			
Mines et tourbières, carrières et salines.......	»	1	»
Mineurs de charbon...........................	»	»	85-91
— de fer.................................	»	»	92
— (Cornouailles)	»	»	93
Carrières de pierres d'ardoise.................	»	»	94
TEXTILES.			
Tissus mélangés, passementerie, dentelles, tulles, blondes, etc............................	2	»	»
Industrie textile (en général).................	»	20	»
Filage, tissage du coton.......................	»	22	»
Manufactures de coton et toile................	»	»	53
— de lin et mi-lin..................	»	23	»
— de soie......................	»	21	54
— de laine......................	»	»	55
— de tapis......................	»	»	56
— de dentelle...................	»	»	57
— de bonneterie.................	»	»	58
Broderie....................................	»	24	»
Teinturier, blanchisseur, imprimeur sur étoffes.	»	»	59
Fabricants de câbles, ficelles et cordes.........	»	»	60
Poils et crins, sparterie......................	»	»	»
MÉTALLURGIE.			
Ouvriers en métaux (en général)..............	»	»	84
Fabricants de machines et d'outils.............	»	26	77
Machines de toute espèce, etc., essieux, etc., clous, vis, limes, etc........................	3	»	»
Mécaniciens................................	»	28	»

PROFESSIONS	NUMÉRO DE LA RUBRIQUE CORRESPONDANTE dans les tables de mortalité		
	de Paris (pag. 1019)	de Suisse (pag. 1022)	d'Angleterre (pag. 1024)
MÉTALLURGIE (Suite).			
Fabricants de chaudières.......................	»	»	78
Fondeurs, fourbisseurs, taillandiers, etc.......	4	»	»
Armuriers	»	»	73
Forgerons.....................................	»	»	80
Forgerons et maréchaux.......................	»	29	»
Couteliers, ciseaux, limes, aiguilles, scies, outils.	»	»	76
Couteliers, fabricants de ciseaux..............	»	»	74
Fabricants de limes............................	»	»	75
Fabricants d'aiguilles.........................	»	»	»
Onvriers en fer et acier.......................	»	»	81
Ouvriers en étain.............................	»	»	82
— en cuivre, plomb, zinc, etc...........	»	»	83
CUIR.			
Tanneurs, corroyeurs, hongroyeurs, etc.........	5	»	»
Tanneurs, pelletiers...........................	»	»	41
Corroyeurs....................................	»	»	42
BOIS.			
Scieurs de long...............................	»	»	67
Boisseliers, tonneliers, etc....................	6	18	»
Tourneurs sur bois, tonneliers, etc.............	»	»	68
Liège...	»	»	»
CÉRAMIQUE.			
Manufacture de verre..........................	»	»	51
— de poterie..........................	»	»	52
PRODUITS CHIMIQUES ET ANALOGUES.			
Fabriques de produits chimiques, etc..........	7	25	»
Fabricants de chandelles, savon...............	»	»	44
Manufactures de chandelles, savon, colle, engrais.	»	»	45
Manufacture de papier.........................	»	»	50
ALIMENTATION.			
Alimentation (en général)......................	»	5	»
Meuniers......................................	»	6	36
Boulangers....................................	21	7	»
Boulangers, confiseurs, pâtissiers..............	»	»	35
Nourrisseurs	»	»	»
Marchands bouchers, charcutiers, tripiers......	22	8	3?
Marchands de beurre, œufs, lait, etc..........	23	»	30-32
Epiciers, pâtes alimentaires........	24	»	25
Raffineurs de sucre...........................	20	»	
Confiseurs, glaciers, chocolatiers..............	25	»	»
Brasseurs.....................................	»	»	
Malteurs	»	»	19

PROFESSIONS	NUMÉRO DE LA RUBRIQUE CORRESPONDANTE dans les tables de mortalité		
	de Paris (pag. 1019)	de Suisse (pag. 1022)	d'Angle- terre (pag. 1024)
ALIMENTATION (*Suite*).			
Ouvriers et marchands de tabac (marchands de vins, etc., voir : *Commerce*).................	»	»	»
HABILLEMENT ET TOILETTE.			
Vêtement et toilette (en général)...............	»	9	»
Chapeliers, etc.................................	16	»	37
Tailleurs, etc.................................	17	10	39
Fabricants de boutons...........................	»	»	»
Cordonniers et bottiers.........................	18	11	40
Fabricants de peignes et brosses..............	»	»	»
Barbiers, coiffeurs, perruquiers................	19	»	38
MEUBLES.			
Ébénistes, etc.................................	14	»	»
Tapissiers, ébénistes, polisseurs..............	»	»	65
Fabriques de tapis, tapissiers, marchands de meubles, etc.................................	15	»	»
BATIMENT.			
Construction et ameublement de bâtiment (en général).......................................	»	12	»
Serruriers.....................................	8	17	»
Serruriers, poseurs de sonnettes, appareils à gaz.	»	»	72
Charpentiers...................................	»	15	»
Menuisiers et charpentiers.....................	9	»	66
Menuisiers et vitriers.........................	»	16	»
Maçons et gypseurs.............................	»	14	»
Constructeurs, maçons, poseurs de briques.....	»	»	61
Maçons, tailleurs de pierre, couvreurs.........	10	»	»
Tailleurs de pierre, marbriers.................	»	13	»
Marbriers, ornemanistes, mouleurs, praticiens, sculpteurs.................................	11	»	»
Couvreurs en ardoises, en tuiles..............	»	»	62
Peintres, vitriers, etc........................	12	»	»
Plombiers, peintres, vitriers..................	»	»	64
Plâtriers, badigeonneurs.......................	»	»	63
Ramoneurs.....................................	»	»	97
Rampistes, plombiers, plafonneurs, parqueteurs.	13	»	»
FABRICATION DES MOYENS DE TRANSPORT.			
Selliers, harnacheurs..........................	»	»	43
Carrossiers, charrons, selliers, maréchaux fer- rants..	27	»	»
Constructeurs de voitures......................	»	»	69
Charrons...	»	»	70
Charronnerie et fabrique de wagons...........	»	30	»
Constructeurs de navires......................	»	»	71

PROFESSIONS	NUMÉRO DE LA RUBRIQUE CORRESPONDANTE dans les tables de mortalité		
	de Paris (pag. 1019)	de Suisse (pag. 1022)	d'Angle- terre (pag. 1024)
INDUSTRIES RELATIVES AUX SCIENCES, LETTRES ET ARTS. — INDUSTRIE DE LUXE.			
Arts polygraphiques (en général)...............	»	19	»
Imprimerie, lithographie, etc....................	28	»	46
Relieurs..	29	»	47
Orfèvres, etc., horlogers, fabricants de bronze, ciseleurs sur métaux.........................	30	»	»
Horlogerie et outils d'horlogerie................	»	27	48
Fabricants de montres et instruments de préci- sion, etc....................................	»	»	49
Fabricants et marchands d'instruments de mu- sique......................................	»	»	»
Graveurs et doreurs...........................	»	»	»
INDUSTRIES INDÉTERMINÉES.			
Ouvriers en général (Londres)................ ...	»	»	100
TRANSPORT.			
Transport et construction des moyens de trans- port (en général)............................	»	34	»
Bateliers, gabariers, passeurs...................	»	»	12
Ponts et chaussées............................	»	35	95
Voituriers et charretiers.......................	31	38	13
Directeurs, administrateurs, etc., de voitures publiques, cochers..........................	32	»	11
Grooms, cochers...............................	»	»	14
Porteurs de charbon...........................	»	»	96
Messagers, portiers, etc........................	»	»	98
Portefaix......................................	»	»	»
Chemins de fer................................	»	36	»
Postes et télégraphes..........................	33	37	»
COMMERCE.			
Directeurs et employés, etc., d'établissements de crédit (banques, etc., changeurs, etc.), négociants et employés......................	34	31	»
Employés de commerce et assurances..........	»	»	21
Voyageurs de commerce.......................	»	»	15
Drapiers et marchands en gros.................	»	»	26
Commerce de nouveautés, bonneterie..........	35	»	»
Commerçants, boutiquiers......................	»	»	22-32
Marchands ambulants..........................	»	»	99
Auberges et pensions (en général).............	»	32	17
Hôtels, restaurants, cabarets...................	»	33	»
Marchands de vins.............................	26	»	»
Domestiques d'auberge ou d'hôtel.............	»	»	18

PROFESSIONS	NUMÉRO DE LA RUBRIQUE CORRESPONDANTE dans les tables de mortalité		
	de Paris (pag. 1019)	de Suisse (page 1022)	d'Angle-terre (pag. 1024)
ADMINISTRATIONS PUBLIQUES.			
Administrations publiques et justice (en général).	»	39	»
Fonctionnaires et employés publics.............	»	40	»
CULTES.			
Ecclésiastiques, prêtres, pasteurs..............	»	»	1
Clergé séculier et régulier...........	36	»	»
Cultes et instruction publique.................	»	42	»
PROFESSIONS JUDICIAIRES.			
Magistrats........................	»	»	»
Avocats ou agréés............................	37	»	»
Avocats, avoués..	»	»	2
Officiers ministériels et leurs clercs...........	38	»	»
Clercs d'avoué, de notaire...................	»	»	20
PROFESSIONS MÉDICALES.			
Sciences médicales............................	»	41	»
Médecins et chirurgiens...., ...	39	»	3
Pharmaciens et herboristes...................	40	»	»
Chimistes, droguistes........................	»	»	23
ENSEIGNEMENT.			
Directeurs, professeurs, etc., des établissements d'instruction entretenus aux frais de l'État, des départements, des communes (écoles primaires, lycées, facultés, etc.)...............	41	»	»
Instituteurs..................................	»	43	»
Maîtres d'école, professeurs.................	»	»	4
Professeurs spéciaux (musique, etc.)..........	42	»	»
Musiciens, maîtres de musique...............	»	»	6
SCIENCES, LETTRES ET ARTS.			
Professions libérales....................	»	44	»
Artistes graveurs, sculpteurs, architectes......	»	»	5
Architectes................................	44	»	»
DOMESTIQUES.			
Services personnels...	»	45	»
**SANS PROFESSION OU PROFESSION INCONNUE.......	»	46	»

Paris. — Imprimerie PAUL DUPONT (Cl.) 9 bis.5.93

Tome XV — 20 Juin 1893 — N° 6

REVUE
D'HYGIÈNE

ET DE

POLICE SANITAIRE

RÉDACTEUR EN CHEF :

M. E. VALLIN, membre de l'Académie de médecine, médecin inspecteur de l'armée.

MEMBRES DU COMITÉ DE RÉDACTION :

MM. **J. BERGERON,** secrétaire perpétuel de l'Académie de médecine, vice-président du Comité consultatif d'hygiène de France, médecin honoraire des hôpitaux.

GRANCHER, professeur à la Faculté de médecine, médecin des hôpitaux, membre du Comité consultatif d'hygiène de France.

H. NAPIAS, secrétaire général de la Société de médecine publique, inspecteur général des services administratifs au ministère de l'Intérieur, membre du Comité consultatif d'hygiène de France.

A. PROUST, inspecteur général des services sanitaires, professeur à la Faculté de médecine, membre de l'Académie de médecine, médecin de l'Hôtel-Dieu.

J. ROCHARD, ancien inspecteur général et président du Conseil supérieur de santé de la marine, membre de l'Académie de médecine et du Conseil d'hygiène de la Seine.

E. TRÉLAT, directeur de l'École spéciale d'architecture, professeur au Conservatoire des arts et métiers.

SECRÉTAIRE DE LA RÉDACTION : A.-J. MARTIN,
Membre du Comité consultatif d'hygiène de France.

LA REVUE PARAIT LE 20 DE CHAQUE MOIS

PRIX DE L'ABONNEMENT :

Paris : **20** fr. — Départements : **22** fr. — Union postale : **23** fr.

PARIS
G. MASSON, ÉDITEUR
LIBRAIRE DE L'ACADÉMIE DE MÉDECINE
120, Boulevard Saint-Germain

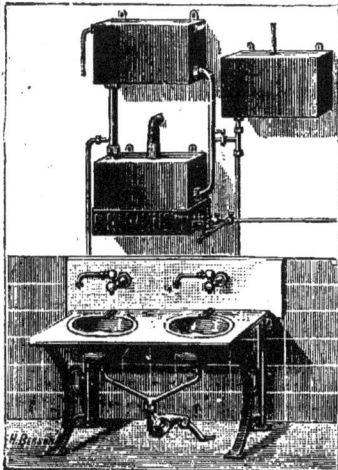

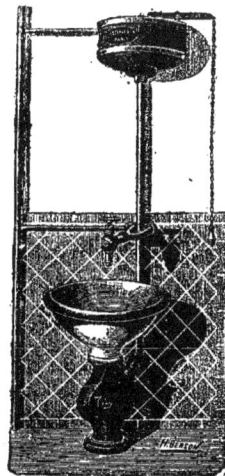

DE LA MORTALITÉ PAR AGE AVANT LA NAISSANCE

Par M. le Dr J. BERTILLON.

La mortinatalité est très élevée dans la plupart des grandes villes françaises. Il est donc important d'étudier dans quelles conditions surviennent ces nombreux morts-nés. Nous nous proposons d'étudier ici leur âge ; la question soulèvera au passage d'importants problèmes philosophiques.

L'âge des mort-nés n'est relevé que dans très peu de villes. A l'étranger, Bruxelles seul fournit quelques renseignements à cet égard. En France, Paris, Lyon et enfin Saint-Étienne, sous la direction du Dr Fleury, relèvent l'âge des mort-nés.

Voici les chiffres absolus que j'ai relevés dans ces quatre villes.

TABLEAU I.

TABLEAU I.

Nombres absolus se rapportant à l'ensemble des périodes indiquées.

	PARIS 1886-90	LYON[1] 1887-91	SAINT-ÉTIENNE 1884-91	BRUXELLES 1885-89
Nombre des naissances (mort-nés inclus)	323.249	45.422	28.338	28.460
Nombre des embryons morts dans le 2e mois...			57	
— — — 3e — ...	1.136	128	261	
— — — 4e — ...			301	827[2]
— — — 5e — ...	1.900	176	314	
— — — 6e — ...	3.369	269	402	
Nombre des fœtus morts dans le 7e — ...	4.399	261	334	
— — — 8e — ...	3.400	147	391	749[3]
— — — 9e — ...	7.843	2.258	702	843[4]
Nombre total des mort-nés (α-9 mois)	22.047	3.239	2.762	2.419

Ces chiffres semblent indiquer une mortinatalité très élevée :

TABLEAU II.

Sur 1,000 naissances (mort-nés inclus), combien d'enfants morts avant l'inscription sur le registre des naissances.

Paris... 68.3
Lyon... 71.3
Saint-Étienne 97.4
France 44.4
Bruxelles 85
Belgique... 44

Mais l'étude de la mortinatalité par âge nous montrera que peut-être ces chiffres sont moins significatifs qu'ils ne le paraissent au premier abord.

Pour en tirer la mortalité par âge avant la naissance j'ai procédé

1. Les renseignements de Lyon sont très probablement fautifs ainsi qu'il est expliqué plus loin.
2. Dans la publication de Bruxelles, ce chiffre est désigné sous la rubrique « Avortons ».
3. Dans la publication de Bruxelles, ce chiffre est désigné sous la rubrique « Avant terme ».
4. Dans la publication de Bruxelles, ce chiffre est désigné sous la rubrique « A terme ».

comme pour la mortalité après la naissance. J'ai donc calculé le rapport suivant :

Sur 1000 fœtus entrant dans chaque période d'âge, combien de décès pendant cette période d'âge. Voici, par exemple, le tableau des calculs que j'ai fait pour les chiffres parisiens :

En 1886-90 il est né à Paris.................. 301.202 enfants vivants
+ .... 22.047 mort-nés

       Total.......... 323.249

Je divise par 323.249 le nombre (1.136) des mort-nés de 0 à 4 mois, et j'obtiens le rapport 3.5 pour 1,000. Puis je fais la différence des deux chiffres .   1.136

La différence est égale au nombre de fœtus qui parviennent à l'âge de 4 mois.................. 322.113

Je divise par ce dernier chiffre le nombre (1.900) des mort-nés du 5ᵉ mois, et j'obtiens le rapport 5.9, pour 1,000. Puis je fais la différence des deux chiffres.. 1.900

La différence est égale au nombre de fœtus qui parviennent à l'âge de 5 mois.................. 320.213
Et ainsi de suite.

En procédant ainsi, on obtient le tableau suivant :

TABLEAU III.

Sur 1,000 grossesses de chaque durée, combien de mort-nés ? .

	PARIS 1886-90	LYON 1887-91	SAINT-ÉTIENNE 1884-91
2ᵉ mois......................			2.0 ⎫
3ᵉ —	3.5	2.8	9.0 ⎬ 21.9
4ᵉ —			10.7 ⎭
5ᵉ —	5.9	3.9	11.3
6ᵉ —	10.5	6.0	14.7
7ᵉ —	13.9	5.8	12.4
8ᵉ —	10.9	3.3	14.6
9ᵉ —	25.4	50.8	26.7
MOYENNE..............	68.3	70.3	97.4

Ces chiffres doivent être récapitulés ainsi, pour permettre la comparaison avec ceux de Bruxelles :

Sur 1,000 grossesses de chaque durée, combien de mort-nés ?

	PARIS	LYON	St-ÉTIENNE	BRUXELLES
Avortons (α-6 mois).........	19.9	12.7	47.9	29.0
Avant-terme (7ᵉ et 8ᵉ mois)..	24.8	9.1	27.0	27.1
A terme (9ᵉ mois).............	25.4	50.8	26.7	31.5
MOYENNE................	68.3	71.3	97.4	85.0

Je trouve encore quelques chiffres sur ce sujet dans l'ouvrage du docteur Marc d'Espine (père) sur la *Statistique mortuaire du canton de Genève* (1858) et dans une brochure du docteur Marmisse intitulée *Recherches statistiques et comparées sur les mort-nés de la ville de Bordeaux* (1867). Les chiffres de Marc d'Espine sont trop restreints pour qu'on en puisse faire usage. Ceux du docteur Marmisse sont déformés par des fautes de calcul ou d'impression si nombreuses que j'ose à peine les reproduire après les avoir rectifiés de mon mieux. Voici les chiffres du docteur Marmisse :

TABLEAU IV.
Nombre absolu des mort-nés de Bordeaux (1858-66).

	MASCULIN	FÉMININ	TOTAL
Moins de 4 mois..............	56	33	89
Entre 4 et 5 mois	100	95	195
— 5 et 6 —	166	139	305
— 6 et 7 —	197	174	371
— 7 et 8 —	153	112	265
— 8 et 9 —	638	481 [2]	1.119 [3]
Groupe dont l'âge n'est pas fixé	330	207	537
TOTAUX................	1.640 [1]	1.241	2.881 [4]

1. M, Marmisse a écrit 1,740 ce qui est une faute d'addition.
2. C'est un peu arbitrairement que j'ai écrit 481 au lieu de 381 qui se trouve dans la brochure de M. Marmisse. Mais, il fallait arriver au total de 2.881, et j'ai été frappé de l'écart invraisemblable qui existait entre 638 (masc.) et 381 (fém.). J'ai donc fait porter la correction sur ce dernier chiffre plutôt que sur tout autre.
3. M. Marmisse a écrit 1,016 ce qui rend son addition deux fois fausse.
4. Ce chiffre est répété un grand nombre de fois dans la brochure de M. Marmisse et il est certainement exact; mais le total de l'addition telle qu'elle se trouve dans la brochure serait 2.778.

Le nombre des naissances vivantes à Bordeaux en 1858-66 a été de 39,574.

De ces chiffres imparfaits, voici la conclusion la plus vraisemblable à tirer (2ᵉ colonne) :

TABLEAU V.

Sur 1,000 fœtus de chaque âge, combien de mort-nés ? (Bordeaux 1858-66).

	D'APRÈS LES CHIFFRES de M. MARMISSE.	APRÈS RÉPARTITION PROPORTIONNELLE des 537 morts-nés d'âge inconnu [1].
0 à 4 mois......................	2	3}
5ᵉ mois.........................	5	6}18
6ᵉ mois.........................	7	9}
7ᵉ mois.........................	9	11}19
8ᵉ mois.........................	6	8}
9ᵉ mois.........................	27 ou 25 [2]	34
Âge inconnu....................	13	»
ENSEMBLE .... (Pour 1,000 conceptions.)	68	68

A partir du sixième mois, les chiffres de Paris, St-Etienne et Bruxelles se ressemblent remarquablement.

1. M. Marmisse déclare que ces 537 bulletins, « signalent 215 fœtus ce qui signifie non-viables (au-dessous de 6 mois) » ; 75 autres « comme venus avant terme (probablement entre 8 et 6 mois) ». — « Les 247 qui restent doivent donc appartenir au groupe de 8 à 9 mois ». Je ne puis admettre que le mot « fœtus » signifie « non viable », ni que les bulletins sans indication doivent appartenir au groupe de 8 à 9 mois. Je crois préférable de répartir les 537 inconnus proportionnellement aux chiffres connus.

Ces chiffres ne s'éloignent pas trop de ceux que nous donnons pour Paris, Saint-Étienne et Bruxelles. Mais il semble d'après un passage de la brochure de M. Marmisse qu'ils ne sont pas complets et que notre auteur a cru devoir défalquer des chiffres qu'il publie un certain nombre de nouveau-nés morts peu de temps après l'accouchement, mais qui étaient cependant enregistrés comme mort-nés ; leur nombre s'élevait à 300 pour la période 1858-62 pour laquelle M. Marmisse compte 1.524 mort-nés.

Je n'ai pas cru devoir passer sous silence cet ouvrage déjà ancien de M. Marmisse. Mais on voit combien est grande la difficulté d'utiliser ses chiffres. La brochure de mon distingué prédécesseur contient quelques chiffres (malheureusement très incomplets) sur les causes tocologiques de la mortinatalité.

2. Si l'on n'admet pas la correction arbitraire que j'ai dû imposer au chiffre de M. Marmisse pour arriver à son total.

Au contraire ceux de Lyon sont tout à fait différents, il y aurait dans cette ville deux fois plus de mort-nés à terme que dans les deux autres villes, tandis que les mort-nés avant terme seraient extrêmement rares.

Ce résultat paradoxal m'a fait craindre qu'il n'y eût dans la comptabilité lyonnaise quelque source d'erreur. Le directeur du bureau d'hygiène de Lyon, le docteur Roux, que j'interrogeai sur ce point, voulut bien me renseigner aussitôt ; il me dit que les médecins des hôpitaux négligeaient généralement d'inscrire l'âge des mort-nés, et qu'on avait contracté dans le bureau de l'état civil la mauvaise habitude de compter comme étant à terme tous ceux sur lesquels on n'avait pas de renseignements. De là vient la grandeur exagérée et évidemment erronée du dernier chiffre de notre colonne.

Il doit être bien entendu que les avortons de moins de 5 mois ne sont pas tous connus.

On doit même être surpris qu'à St-Etienne on enregistre un nombre notable d'embryons de 3 mois et même de 2 mois ; l'embryon de 3 mois ne pèse que 10 gr. et n'a que 7 à 9 centimètres de long ; il est donc bien facile qu'il passe inaperçu.

Si la mortinatalité de St-Etienne semble dépasser si fortement celle de Paris et de Bruxelles, c'est uniquement à cause du soin avec lequel la population stéphanoise déclare les embryons mort-nés. A partir du sixième mois, les chiffres de St-Etienne ressemblent beaucoup aux autres.

On peut aller plus loin, et on doit se demander si l'excès de la mortinatalité des villes que nous étudions sur celle de France et de Belgique ne tient pas principalement à une meilleure inscription des mort-nés très jeunes.

Conclusion. — De ce qui précède, il résulte que :

1° On ne doit pas accepter comme exact les chiffres relatifs à Lyon ;

2° La mortinatalité de St-Etienne ne dépasse pas sensiblement celle de Paris et de Bruxelles. La différence entre la mortinatalité des grandes villes et celle des campagnes est moindre qu'on ne pourrait le croire au premier abord.

La mortalité des fœtus est de 10 à 14 pour 1000 pendant le sixième, septième et le huitième mois de la grossesse. Elle s'élève brusquement à 25 pour 1000 environ pendant le neuvième mois.

II. — MORTINATALITÉ PAR AGE ET PAR SEXE

On sait que la mortinatalité des garçons l'emporte toujours très sensiblement sur celle des filles. A aucun âge, la différence entre la mortalité des deux sexes n'est aussi forte qu'à cet âge où le sexe paraît chose si insignifiante.

On a dit quelquefois que si les garçons sont plus souvent mort-nés que les filles, c'est qu'ils ont la tête plus grosse et que leur accouchement est plus laborieux. Cette explication me paraît d'autant plus mauvaise qu'il n'est pas exact que la tête des garçons soit notablement plus grosse que celle des filles. D'ailleurs l'étude de la mortinatalité par âge va nous montrer que la mortalité des fœtus masculins l'emporte sur celle des féminins à toutes les époques de la grossesse, et par conséquent lorsque le passage de la tête ne constitue pas une difficulté.

C'est ce qui ressort des chiffres suivants :

TABLEAU VI.

PARIS (1886-90). — *Sur 1,000 fœtus de chaque sexe et de chaque âge, combien de mort-nés ?*

	MASCULIN	FÉMININ	ENSEMBLE
α-4ᵉ mois	4.5	2.5	3.5
5ᵉ mois	6.4	5.4	5.9
6ᵉ mois	11.1	9.9	10.5
7ᵉ mois	14.9	12.8	13.9
8ᵉ mois	11.3	10.4	10.9
9ᵉ mois	28.7	21.8	22.4
MOYENNE	74.7	61.4	68.3

Ainsi la mortinatalité des garçons l'emporte sur celle des filles à toutes les époques de la grossesse.

MORTINATALITÉ PAR AGE ET PAR ÉTAT CIVIL

On sait que dans tous les pays (mais nulle part autant qu'en France) la mortinatalité des enfants illégitimes l'emporte de beau-

coup sur celle des légitimes. On a beaucoup discuté sur les causes
de cette différence.

L'étude de la mortinatalité par âge va nous permettre de jeter
quelque lumière sur ce problème :

TABLEAU VII.

Sur 1,000 fœtus de chaque âge et de chaque état civil, combien de mort-nés?

DURÉE de la GROSSESSE	PARIS 1886-90		SAINT-ÉTIENNE 1884-91	
	LÉGITIMES	ILLÉGÍTIMES	LÉGITIMES	ILLÉGITIMES
2ᵉ mois......................	3.5	3.5	1.9 ⎫	2.8 ⎫
3ᵉ mois......................			9.3 ⎬ 20.8	8.8 ⎬ 32.3
4ᵉ mois......................			9.6 ⎭	20.7 ⎭
5ᵉ mois......................	5.5	7.0	9.7	25.5
6ᵉ mois......................	9.5	13.0	13.5	25.4
7ᵉ mois......................	12.1	18.5	11.2	23.3
8ᵉ mois......................	9.5	14.3	13.7	23.9
9ᵉ mois......................	25.3	25.0	27.0	23.7
MOYENNE	64.1	78.7	92.3	144.3

. On voit que si la mortinatalité légitime de St-Etienne l'emporte
de peu sur celle de Paris, il n'en est pas de même de la mortinatalité illégitime qui est des plus élevées.

A Paris comme à St-Etienne, la mortinatalité des fœtus à terme
est la même pour les légitimes et pour les illégitimes. L'excès de
la mortinatalité illégitime pèse *uniquement* sur les fœtus avant
terme. Pour eux, cet excès est à chaque âge le même : environ
50 pour 100 (de la mortinatalité légitime) à Paris, et environ
100 pour 100 à St-Etienne.

On a souvent discuté la question de savoir si l'excès de la mortinatalité illégitime est dû au crime ou à l'épouvantable misère dans
laquelle tombent le plus souvent les filles-mères abandonnées. Nous
examinerons plus loin cette question, que nos chiffres nous paraissent présenter sous un jour tout-à-fait nouveau.

DE LA FRÉQUENCE DES CAUSES DE LA MORTINATALITÉ

La statistique ne peut compter que bien difficilement les causes des accouchements prématurés et de la mort des mort-nés.

Elle relève à Paris et Bruxelles une circonstance qui a dans l'espèce une grande importance : c'est le fait que l'enfant a ou n'a pas respiré avant de mourir.

Si un enfant né avant terme respire avant de mourir, sa mort est due souvent à son expulsion prématurée du sein maternel; sa mort est due à une indisposition de la mère, mais on peut admettre que souvent il n'est lui-même pas malade; depuis que M. Tarnier a inventé la couveuse qui porte son nom, c'est-à-dire depuis une dizaine d'années on peut sauver l'existence de ces enfants venus avant terme.

Si l'enfant né viable, mais avant terme (c'est-à-dire pendant le 7e et le 8e mois) ne respire pas, c'est qu'il était mort dans le sein maternel; dans ce cas ce n'est pas comme dans le cas précédent, sa mère qui était plus malade que lui; c'est au contraire lui qui était mortellement atteint soit par une maladie du père, soit par une maladie de la mère, (par exemple par tuberculose ou par syphilis) soit par toute autre cause.

La distinction des mort-nés suivant qu'ils ont ou non respiré avant de mourir nous donne donc quelque lumière sur la cause de leur décès. Voici la fréquence des uns et des autres à Paris :

TABLEAU VIII.

Nombres absolus des mort-nés à Paris (total des 5 années 1886-90).

	AYANT RESPIRÉ avant de mourir.	N'AYANT PAS RESPIRÉ avant de mourir.	TOTAL
0-4e mois....................	3	1.133	1.136
5e —	254	1.646	1.900
6e —	935	2.434	3.369
7e —	1.365	3.034	4.399
8e —	764	2.636	3.400
9e —	1.219	6.624	7.843
TOTAUX............	4.540	17.507	22.047

On n'admet pas qu'un fœtus né avant l'âge de 6 mois ait la moindre chance de vivre, de quelque soin qu'il soit entouré. Additionnons les trois derniers chiffres de notre première colonne ; nous verrons que 3,348 fœtus (soit 668 par an) ont respiré avant de mourir. La couveuse Ternier peut rendre service à ces 668 enfants expulsés vivants du sein maternel.

Des chiffres absolus qui précèdent, on peut tirer les rapports consignés dans le tableau suivant :

TABLEAU IX.

Paris (1886-90). — *Sur 1,000 fœtus de chaque âge, combien de mort-nés ?*

	ONT RESPIRÉ AVANT de mourir.	EXPULSÉS MORTS du sein maternel.	TOTAL
0-4ᵉ mois.....................	--	3.5	3.5
5ᵉ —	0.8	5.1	5.9
6ᵉ —	2.9	7.6	10.5
7ᵉ —	4.3	9.6	13.9
8ᵉ —	2.5	.8.4	10.9
9ᵉ —	3.9	21.5	25.4
MOYENNE.............	14.1	54.2	68.3

Pour pouvoir comparer ces chiffres à ceux de Bruxelles il faut les résumer sous la forme suivante :

TABLEAU X.

Sur 1,000 fœtus de chaque âge, combien de mort-nés.

		BRUXELLES 1885-90	PARIS 1885-90
Avant terme (7ᵉ et 8ᵉ mois)	Morts avant l'accouchement..........	19.5 } 21.3	17.9
	Morts pendant l'accouchement.......	1.8 }	
	Morts après l'accouchement..........	5.8	6.7
A terme (9ᵉ mois)	Morts avant l'accouchement..........	22.0 } 26.2	21.5
	Morts pendant l'accouchement........	4.2 }	
	Morts après l'accouchement..........	5.4	3.9

RECHERCHE DES CAUSES DE L'EXCÈS DE MORTINATALITÉ DES GARÇONS

Les petits garçons sont plus débiles que les petites filles. C'est là un fait bien connu, et que l'on remarque bien longtemps encore après la naissance, et notamment pendant la première année de la vie.

Ce fait, que la statistique met en lumière, n'est pas expliqué par les médecins, qui vont même jusquà l'ignorer généralement.

Les chiffres que nous avons cités plus haut montrent que cette débilité plus grande des petits garçons s'observe à toutes les époques de la grossesse.

Ceux qui suivent donnent une indication (bien vague à vrai dire) sur les causes premières de cette inégalité.

TABLEAU XI.

PARIS (1886-90). — *Sur 1,000 fœtus de chaque âge, combien de mort-nés ?*

	AYANT RESPIRÉ avant de mourir.		La mortinatalité des filles est à celle des garçons comme 1 est à :	EXPULSÉS MORTS du sein maternel.		La mortinatalité des filles est à celle des garçons, comme 1 est à :	TOTAL	
	Masculin.	Féminin.		Masculin.	Féminin.		Masculin.	Féminin.
0-4ᵉ mois............				4.5	2.5		4.5	2.5
5ᵉ —	1.9	0.7	1.29	5.5	4.7	1.17	6.4	5.4
6ᵉ —	3.3	2.5	1.32	7.8	7.4	1.05	11.1	9.9
7ᵉ —	5.1	3.5	1.46	9.8	9.3	1.05	14.9	12.8
8ᵉ —	2.8	2.1	1.33	8.5	8.3	1.02	11.3	10.4
9ᵉ —	4.5	3.4	1.32	24.2	18.4	1.31	28.7	21.8
MOYENNE........	16.0	12.0	1.33	58.7	49.4	1.19	74.7	61.4

On voit que l'excès de la mortinatalité des garçons se remarque dans les deux catégories de mort-nés que nous distinguons. Toutefois les causes qui amènent l'expulsion prématurée d'un fœtus capable de respirer sont celles qui s'exerçent plus particulièrement sur les garçons. Ce sont elles surtout qui causent l'excès de leur mortinatalité.

RECHERCHES DES CAUSES DE L'EXCÈS DE MORTINATALITÉ DES ILLÉGITIMES

On s'est demandé souvent si l'excès de mortinatalité des illégitimes devait être attribué à la misère de la mère ou si elle devait être attribuée au crime (infanticide ou avortement provoqué). La distinction des mort-nés selon qu'ils ont ou n'ont pas respiré avant de mourir jette quelque jour sur cette question.

En ce qui concerne les fœtus à terme, la question est bien simple : il est clair que, dans l'immense majorité des cas, pour que la mère puisse être soupçonnée d'avoir tué son enfant, il faut que cet enfant ait vécu, car on ne peut pas tuer un mort. Donc si l'infanticide joue un rôle important dans la mortinatalité des illégitimes à terme, nous trouverons parmi eux une proportion élevée d'enfants ayant respiré avant de mourir.

En ce qui concerne les enfants nés avant terme, la question de savoir si leur mort doit être attribuée souvent à des manœuvres d'avortement est beaucoup plus complexe. Examinons dans quelles conditions se présentent la plupart des avortements criminels.

Les médecins légistes ont observé que l'avortement criminel se produit généralement du 3e au 6e mois de grossesse. Pendant le 1er et le 2e mois de la grossesse, la femme ignore qu'elle est enceinte ou du moins elle espère qu'elle ne l'est pas. Pendant le 3e mois, alors même qu'elle est décidée à recourir à un crime elle se contente d'avaler des breuvages ayant la réputation plus ou moins méritée, d'amener l'avortement (rue, armoise, absinthe, sabine, etc.). Elle ne réussit naturellement pas ; ces essais infructueux continuent généralement pendant le 4e mois jusqu'à qu'elle sente l'enfant remuer ; c'est alors seulement (c'est-à-dire pendant le 5e mois) qu'épouvantée, elle se décide à recourir à quelque matrone. Ainsi c'est dans le cours du 4e et surtout du 5e ou du 6e mois que se produisent les crimes dont nous parlons. Ils sont beaucoup plus rares dans le cours du 7e et du 8e mois. Sur 71 cas d'avortement criminel Tardieu a compté 99 avortons de moins de 6 mois, et 5 fœtus seulement du 7e et du 8e mois.

Par conséquent si l'avortement criminel jouait un rôle important dans l'excès de mortinatalité des illégitimes nous verrions cet excès de mortinatalité peser surtout sur les 4e, 5e et 6e de la grossesse. Or dans les tableaux qui précèdent nous n'avons pas vu que ces mois fussent plus surchargés que le 7e et le 8e.

Continuons à rechercher quels chiffres nous devons obtenir si l'avortement criminel est un facteur important de l'excès de mortinatalité des illégitimes. Pour plus de sûreté examinons ce qui se passe dans les circonstances où l'accouchement provoqué est légitime, c'est-à-dire lorsqu'il est provoqué par le médecin pour sauver la vie de la mère ; comme il s'agit là de faits parfaitement honorables et fort bien observés, nous aurons plus de chance de connaître la vérité tout entière. Or sur 175 cas d'accouchement provoqués par ponction des membranes, Hoffmann a compté 107 naissances de fœtus respirant, tandis que 68 fœtus seulement avaient succombé avant le travail [1]. Lorsque l'accouchement est provoqué par le procédé de l'éponge préparée, les 4/5 des fœtus viennent au monde vivants. Ainsi quelque soit le procédé employé pour provoquer l'avortement, il y a de grandes chances pour que le fœtus soit expulsé vivant.

Donc si l'avortement criminel joue un rôle important dans la mortinatalité illégitime, nous devons trouver une proportion élevée de fœtus ayant respiré avant de mourir.

Or, voici les chiffres que nous observons :

TABLEAU XII.

PARIS (1886-90). — *Sur 1,000 fœtus de chaque âge, combien de mort-nés ?*

	AYANT RESPIRÉ avant de mourir.		EXPULSÉS MORTS du sein maternel.		TOTAL	
	LÉGITIMES	ILLÉGITIMES	LÉGITIMES	ILLÉGITIMES	LÉGITIMES	ILLÉGITIMES
0-4e mois.......			3.5	3.5	3.5	3.5
5e —	0.7	1.1	4.8	5.9	5.5	7.0
6e —	2.7	3.3	6.8	9.7	9.5	13.0
7e —	3.7	5.6	8.3	12.9	12.1	18.5
8e —	2.1	3.3	7.4	11.0	9.5	14.3
9e —	3.7	4.4	21.6	20.6	25.3	25.0
MOYENNE..	12.9	17.1	51.2	61.6	64.1	78.7

1. Jacquesnier estime que la proportion des fœtus expulsés vivants doit être plus élevée encore (*Dict. Enc. des Sciences Médicales*).

De même que la proportion des fœtus expulsés morts du sein maternel, la proportion des fœtus qui ont respiré est plus élevée
parmi les illégitimes que parmi les légitimes; l'illégitimité exerce
la même influence sur les deux catégories de mort-nés et multiplie
leur nombre par un même coefficient qui est à peu près 1,5′ du 5ᵉ
au 8ᵉ mois, et qui est nul pendant le 9ᵉ.

Ainsi il semble bien, d'après ces chiffres, que l'avortement provoqué ne soit pas une cause bien fréquente de mortinatalité.

L'infanticide a-t-il plus d'influence? Assurément non. Car les
mort-nés du 9ᵉ mois sont justement aussi fréquents parmi les illégitimes que parmi les légitimes. Et nous avons vu plus haut que
cette vérité se vérifie à St-Etienne comme à Paris.

Il est vrai que parmi les mort-nés du 9ᵉ mois, la proportion de
ceux qui ont respiré (ce sont les seuls qu'on puisse raisonnable-
ment croire victimes d'un infanticide) est un peu plus forte parmi
les illégitimes que parmi les légitimes; mais la différence est faible.

Ce n'est donc pas au crime qu'il faut attribuer l'excès de la mortinatalité illégitime du moins à Paris. Il serait plus plausible, à
mon avis de l'attribuer à l'affreuse misère dans laquelle tombent le
plus souvent les filles-mères abandonnées.

Que la misère de la mère puisse influer sur la santé du fœtus,
c'est ce que prouvent plusieurs ordres de faits.

Pendant les grandes famines la proportion des mort-nés dépasse
de beaucoup les chiffres ordinaires. C'est ce que j'ai observée notamment en Finlande :

TABLEAU XIII.

FINLANDE. — *Sur* 1,000 *naissances* (*mort-nés inclus*) *combien de mort-nés?*

1864 (année normale)	26.8
1865	28.9
1866 (année mauvaise)	32.2
1867 (année très mauvaise)	33.9
1868 (année désastreuse)	41.3
1869	29.1
1870	29.0

On voit qu'une mauvaise récolte, et plus encore une famine ont
une influence considérable sur la mortinatalité.

Les documents parisiens nous montrent mieux encore l'influence
de la misère sur la mortinatalité. Ils nous prouvent que les femmes

légitimes, lorsqu'elles sont pauvres, présentent une mortinatalité au moins aussi élevée que les filles-mères.

C'est ce que l'on remarque lorsque l'on considère à part les naissances survenues hors domicile (c'est-à-dire dans les hôpitaux). On voit ainsi que les femmes mariées, lorsqu'elles sont assez pauvres pour aller accoucher à l'hôpital, ont une mortinatalité considérable :

TABLEAU XIV

Sur 1,000 naissances de chaque catégorie, combien de mort-nés?
(VILLE DE PARIS).

	LÉGITIMES.	ILLÉGITIMES.
Nés au domicile de leur mère........	59	57
Nés hors du domicile de leur mère..	130	118

On n'attribuera certainement pas cette différence à quelque influence de l'atmosphère de l'hôpital ; cette explication ne serait certaine pas admise à notre époque. Il est permis au contraire de l'attribuer à la misère physiologique des femmes qui viennent y accoucher. On peut faire pourtant une objection très sérieuse c'est ce que très souvent l'hôpital recueille des femmes dont l'accouchement est laborieux et dont les sages-femmes ont dû refuser de se charger.

Le fait est vrai, et même nous en voyons la trace dans le tableau qui précède : c'est lui qui indique pourquoi la mortinatalité des légitimes nés à l'hôpital l'emporte sur celle des légitimes. En effet, les filles-mères vont très souvent (dans le tiers des cas environ) accoucher à l'hôpital. Les femmes mariées au contraire n'y vont à peu près jamais (3 sur 100 accouchées environ) pour qu'elles se déterminent à le faire, il faut un motif grave, tel que le fait d'un accouchement laborieux. La population mariée des maternités est donc une population plus *choisie* (au point de vue des accouchements laborieux) que la population des filles-mères ; de là vient la mortinatalité un peu plus élevée.

Je ne conteste donc pas que les accouchements laborieux ne doivent être plus nombreux à l'hôpital qu'ailleurs. Toutefois je ne crois pas que ce fait très réel suffise à expliquer la grande mortinatalité des enfants légitimes ou illégitimes nés dans les hôpitaux.

L'état misérable dans lequel se trouvent leurs mères, les professions pénibles qu'elles exercent me paraissent devoir y contribuer aussi.

TABLEAU XV.

PARIS (1886-90). — *Sur 1000 fœtus de chaque âge et de chaque catégorie, combien de mort-nés?*

AGE des FŒTUS.	MASCULINS									FÉMININS									ENSEMBLE								
	LÉGITIMES			ILLÉGITIMES			ENSEMBLE			LÉGITIMES			ILLÉGITIMES			ENSEMBLE			LÉGITIMES			ILLÉGITIMES			ENSEMBLE		
	ayant respiré.	n'ayant pas respiré.	total.	ayant respiré.	n'ayant pas respiré.	total.	ayant respiré.	n'ayant pas respiré.	total.	ayant respiré.	n'ayant pas respiré.	total.	ayant respiré.	n'ayant pas respiré.	total.	ayant respiré.	n'ayant pas respiré.	total.	ayant respiré.	n'ayant pas respiré.	total.	ayant respiré.	n'ayant pas respiré.	total.	ayant respiré.	n'ayant pas respiré.	total.
0-4 mois.	—	4.6	4.6	—	4.3	4.3	—	4.5	4.5	—	2.4	2.4	—	2.7	2.7	—	2.5	2.5	—	3.5	3.5	—	3.5	3.5	—	3.5	3.5
5e mois.	0.8	5.2	6.0	1.1	6.2	7.3	0.9	5.5	6.4	0.5	4.3	4.8	1.0	5.6	6.6	0.7	4.7	5.4	0.7	4.8	5.5	1.1	5.9	7.0	0.8	5.1	5.9
6e mois.	3.1	7.1	10.2	3.8	9.5	13.3	3.3	7.8	11.1	2.4	6.4	8.8	2.9	9.9	12.8	2.5	7.4	9.9	2.7	6.8	9.5	3.3	9.7	13.0	2.9	7.6	10.5
7e mois.	4.6	8.6	13.2	6.4	12.8	19.2	5.1	9.8	14.9	3.0	7.8	10.8	4.7	13.0	17.7	3.5	9.3	12.8	3.8	8.3	12.1	5.6	12.9	18.5	4.3	9.6	13.9
8e mois.	2.4	7.6	10.0	3.6	11.1	14.8	2.8	8.5	11.3	1.8	7.3	9.1	2.8	10.9	13.7	2.1	8.3	10.4	2.1	7.4	9.5	3.3	11.0	14.3	2.5	8.4	10.9
9e mois.	4.3	25.0	29.3	4.9	22.5	27.4	4.5	24.2	28.7	3.1	18.4	21.6	4.0	18.5	22.5	3.4	18.4	21.8	3.7	21.6	25.3	4.4	20.6	25.0	3.9	21.5	25.4
ENSEMBLE.	14.8	56.5	71.3	19.2	64.3	83.4	16.0	58.7	74.7	10.7	45.7	56.5	14.9	58.7	73.7	12.0	49.4	61.4	12.9	51.2	64.1	17.1	61.6	78.7	14.1	54.2	68.3

S'il en est ainsi, on peut se demander s'il est nécessaire d'attribuer à d'autres causes la mortinatalité des illégitimes, nés hors de l'hôpital. Ces enfants, remarquons-le bien, sont soumis à une mortinatalité moindre que ceux des hôpitaux quoique ces derniers soient protégés contre les tentatives criminelles.

Cette dernière recherche me paraît donc confirmer le résultat de la précédente et me porte à croire que la misère des filles-mères entre dans une forte part dans l'excès de mortinatalité de leurs enfants. Je ne nie pas qu'un grand nombre d'infanticide et d'avortements n'échappe aux recherches de la justice ; ces crimes contribuent sans doute pour une part à augmenter le nombre des morts nés illégitimes, mais je ne crois pas que cette part soit élevée.

TABLEAU XVI.

PARIS (1886-90). — *Recherche de l'importance des causes qui influent sur la mortinatalité.*

AGE des FŒTUS.	La mortinatalité des fœtus féminins étant 100, celle des masculins devient :			La mortinatalité des légitimes étant 100, celle des illégitimes devient :			Sur 100 mort-nés combien ont respiré avant de mourir.				
							FILIATION		SEXE.		
	LÉGITIMES.	ILLÉGITIMES.	ENSEMBLE.	MASCULINS.	FÉMININS.	ENSEMBLE.	LÉGITIMES.	ILLÉGITIMES.	MASCULIN.	FÉMININ.	ENSEMBLE.
0-4e mois.................	192	160	180	93	112	100	—	—	—	—	—
5e —	125	110	118	122	142	127	12.3	15.5	14.1	13.0	13.6
6e —	116	104	112	130	145	137	28.9	25.6	29.7	25.3	27.6
7e —	122	109	116	138	164	153	31.9	30.1	34.2	27.3	30.9
8e —	110	108	109	148	150	150	22.3	22.8	24.8	20.2	22.9
9e —	131	122	131	94	104	99	14.7	17.6	15.7	15.6	15.4
ENSEMBLE.........	126	113	122	117	131	124	20.1	21.7	21.4	19.5	20.6

CONCLUSIONS

1. Dans les différentes villes où nous avions étudié la mortinatalité selon l'âge du fœtus, nous avons vu que la chance de mort du fœtus est de 10 à 14 pendant chacun des 6e, 7e, et 8e mois de la

gestation. Elle s'élève brusquement à 25 environ pendant le 9e mois.

2. La constance de ce dernier chiffre permet de demander si les différences si grandes observées entre la mortinatalité des villes et des campagnes ne tient pas en partie à ce que les mort-nés avant terme sont déclarés avec plus de régularité dans les villes que dans les campagnes.

3. La mortinatalité des garçons l'emporte sur celle des filles à toutes les époques de la grossesse.

4. De même la mortinatalité des illégitimes à toutes les époques de la grossesse (excepté pendant le 9e mois, où les deux sont sensiblement égales).

5. Le facteur qui multiplie à toutes les époques la mortinatalité des garçons, multiplie également le nombre de ceux qui ont respiré avant de mourir et le nombre de ceux qui ont été expulsés morts du sein maternel.

6. Il en est de même du facteur qui multiplie la mortinatalité des illégitimes.

7. Ce dernier fait permet de révoquer en doute l'opinion qui attribue au crime la fréquence des mort-nés illégitimes. Leur nombre élevé paraît plutôt dû à la misère dans laquelle tombent le plus souvent les filles-mères abandonnées. La mortinatalité des enfants nés dans les hôpitaux (pour eux il ne saurait être question de tentatives criminelles) est considérable, soit qu'ils soient légitimes, soit qu'ils soient illégitimes.

D'autres considérations encore nous ont conduit à penser que la misère profonde des mères peut augmenter la mortinatalité.

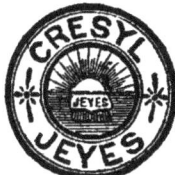

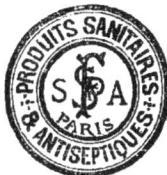

TOME XVIII   20 juin 1896   N° 6

REVUE
D'HYGIÈNE

ET DE

POLICE SANITAIRE

RÉDACTEUR EN CHEF :

M. E. VALLIN, membre de l'Académie de médecine, médecin inspecteur de l'armée.

MEMBRES DU COMITÉ DE RÉDACTION :

MM. **J. BERGERON**, secrétaire perpétuel de l'Académie de médecine, vice-président du Comité consultatif d'hygiène de France, médecin honoraire des hôpitaux.

GRANCHER, professeur à la Faculté de médecine, médecin des hôpitaux, membre du Comité consultatif d'hygiène de France.

H. NAPIAS, secrétaire général de la Société de médecine publique, inspecteur général des services administratifs au Ministère de l'intérieur, membre du Comité consultatif d'hygiène de France.

A. PROUST, inspecteur général des services sanitaires, professeur à la Faculté de médecine, membre de l'Académie de médecine, médecin de l'Hôtel-Dieu.

J. ROCHARD, ancien inspecteur général et président du Conseil supérieur de santé de la marine, membre de l'Académie de médecine et du Conseil d'hygiène de la Seine.

E. TRÉLAT, député, directeur de l'École spéciale d'architecture, professeur au Conservatoire des Arts et Métiers.

SECRÉTAIRE DE LA RÉDACTION : **A.-J. MARTIN**

Membre du Comité consultatif d'hygiène de France.

LA REVUE PARAIT LE 20 DE CHAQUE MOIS

PRIX DE L'ABONNEMENT :

Paris : **20** fr. — Départements : **22** fr. — Union postale : **23** fr.

PARIS

MASSON ET Cie, ÉDITEURS

LIBRAIRES DE L'ACADÉMIE DE MÉDECINE

120, Boulevard Saint-Germain

Tout ce qui concerne la rédaction doit être envoyé à M. le

SOMMAIRE DU N° 6

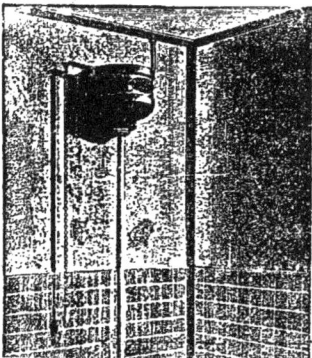

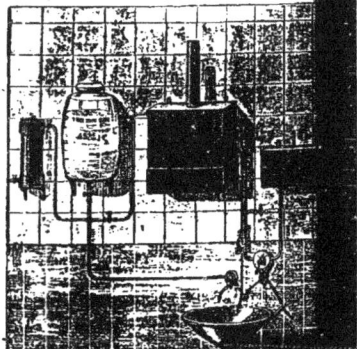

REVUE

D'HYGIÈNE

ET DE

POLICE SANITAIRE

MÉMOIRES

DE LA

MORTINATALITÉ ET DES NAISSANCES PRÉMATURÉES

SELON L'AGE DU FŒTUS ET SELON L'AGE DE LA MÈRE [1]

Par M. le D᷐ Jacques BERTILLON,
Chef des travaux statistiques de la ville de Paris.

En 1893, je vous ai présenté une étude sur la mortalité par âge avant la naissance, c'est-à-dire sur la mortinatalité selon la durée de la gestation, d'après les documents des villes de Paris, Saint-Etienne, Lyon, Bruxelles et Washington, les seules où j'aie trouvé à cette époque quelques documents sur ce point. Je viens de reprendre cette étude en la complétant à quelques égards, et notamment en mettant la mortinatalité selon l'âge du fœtus en combinaison avec l'âge de la mère.

Avant d'aborder cette partie nouvelle de mon travail, je dois vous rappeler mes premières conclusions ou du moins les principales d'entre elles.

Je saisirai cette occasion pour les appuyer de preuves nouvelles et pour répondre à quelques objections qui m'ont été faites :

I. *Lois de la mortinatalité par âge du fœtus.* — 1. « La chance de mort du fœtus est généralement de 10 à 14 pendant chacun des

1. Ce mémoire a été lu à Société de médecine publique et d'hygiène professionnelle, dans sa séance du 26 mai 1896. (Voir page 904.)

sixième, septième et huitième mois de la gestation (elle paraît un peu moindre pendant le huitième mois). Elle s'élève brusquement à 25 environ pour 1,000 pendant le neuvième mois. »

A l'appui de cette proposition, je puis à présent citer les chiffres de la ville de Lyon, que j'avais dû écarter naguère comme entachés d'erreur. Grâce à l'introduction de la colonne « Durée de gestation inconnue » que M. le docteur Roux, directeur du bureau d'hygiène de Lyon, a bien voulu faire ajouter au tableau, la grandeur de l'erreur commise a pu être appréciée, et elle est à présent réduite à assez peu de chose pour qu'on puisse utiliser les chiffres.

VILLE DE LYON (1894-1895).

	NOMBRES ABSOLUS (2 ans).	Pour 1,000 FŒTUS SURVIVANTS de chaque âge combien de mort-nés?
Nombre des naissances (mort-nés inclus).	17,727	»
Avortons..........................	60	3,4
Mort-nés de 5 mois...................	114	6,5
— de 6 —	146	8,3
— de 7 —	224	12,9
— de 8 —	80	4,7
— de 9 —	498	29,2
— d'âge non indiqué	119	7,1
Ensemble............	1,241	70,0

Si l'on veut bien comparer les proportions inscrites dans la dernière colonne à celles que nous avions calculées pour Paris, Saint-Etienne, Bruxelles, Washington, on les trouvera très comparables. La mortinatalité du huitième mois (qui, d'ailleurs, est toujours inférieure à celle du septième) paraîtra seule un peu faible.

Aux chiffres lyonnais, je puis joindre à présent ceux de la ville de Vienne, qui a entrepris en 1893 la recherche de la durée de la gestation des mort-nés.

Quoique la mortinatalité de Vienne soit bien supérieure à celle de l'Autriche (qui est tellement faible qu'on est tenté de douter de l'exactitude des chiffres), elle est cependant très inférieure à celle que nous observons dans les villes françaises. Cette faiblesse de la mortinatalité s'accuse à toutes les époques de la grossesse ; d'ailleurs, les règles sont les mêmes qu'en France : constante pendant les quatrième, cinquième, sixième et septième mois, elle diminue un peu pendant le huitième et s'élève brusquement pendant le neuvième.

MM. Sedlatzek et Lœwy, directeurs de la statistique viennoise, ont adopté pour la statistique des mort-nés un cadre original qui sera intéressant à étudier dans quelques années. Actuellement nous n'avons qu'une année d'observation, et les chiffres recueillis sont trop faibles pour que nous puissions leur demander d'autre analyse que celle de l'état civil. Les différences entre les légitimes et les illégitimes sont faibles à Vienne.

VIENNE (1893). *Sur 1,000 fœtus survivant à chaque âge, combien de mort-nés.*

MOIS.	LÉGITIMES.	ILLÉGITIMES.	TOTAL.
2ᵉ mois....................	1	1	1
3ᵉ —	4	3	4
4ᵉ —	8	7	7
5ᵉ —	6	8	7
6ᵉ —	4	9	7
7ᵉ —	7	8	7
8ᵉ —	6	6	6
9ᵉ —	18	16	17
Inconnu	2	2	2
Moyennes....................	56	59	57

Les deux états civils présentent presque la même mortinatalité.

Il ne faut pas oublier que Vienne est, de toutes les grandes capitales, celle où les naissances illégitimes sont les plus nombreuses. Sur 50,327 naissances survenues en 1893 dans la capitale autrichienne, 17,928 (soit 36 pour 100) étaient hors mariage.

La ville de Buenos-Ayres a entrepris également la recherche de la durée de gestation des mort-nés ; malheureusement la colonne « durée inconnue » est tellement chargée que je n'ose pas faire usage des autres chiffres ; ils sont évidemment bien au-dessous de la vérité.

2. « La mortinatalité des garçons l'emporte sur celle des filles à toutes les époques de la grossesse. »

Ce point a été contesté par M. le docteur Lenief, dans une thèse interessante (1893) inspirée par M. le professeur Pinard. M. Lenief va jusqu'à contester, contrairement à tous les auteurs et à toutes les statistiques, que la mortinatalité totale des garçons soit supérieure à celle des filles.

On peut lui répondre :

1° Que ses chiffres s'écartent de la statistique de Paris moins qu'il ne le croit lui-même ; en effet, la grande majorité des accouchements de Baudelocque sont illégitimes ; or il est connu que la mortinatalité des deux sexes diffère moins parmi les naissances illégitimes que parmi les légitimes (Bertillon père : *Mort-né* in *Dict. Enc. des Sc. méd.*, page 19). De plus, M. Lenief élimine de son calcul les faux mort-nés, ce que j'ai pu faire aussi dans mon tableau de la page 163 (1). On y voit que la mortinatalité vraie des petits garçons illégitimes est de 64 mort-nés sur 1,000 naissances, et celle des filles de 59, c'est-à-dire que la mortinatalité des filles étant 100, celle des garçons est 109 (et non 119, chiffre que je n'accepte que pour l'ensemble des mort-nés et que M. Lenief compare à tort au sien).

2° Que ses chiffres sont trop faibles (comme il le reconnaît lui-même) pour permettre de conclure. Il est manifeste qu'une seule petite série de 325 observations ne peut pas prévaloir contre plusieurs milliers de séries toutes concordantes, comprenant chacune des milliers d'observations et provenant de tous les pays. En vain on objecterait que si la statistique de Baudelocque est courte, elle a l'avantage de reposer sur des observations précises et soigneusement relevées. Il n'y a pas compensation : qu'importe, par exemple, que l'on ait précisé par l'autopsie le sexe de quelques fœtus mal venus ; cela n'influe sur les chiffres que d'une façon insignifiante et cela n'a pas empêché M. Lenief d'arriver à un résultat, exact si l'on veut, mais trompeur néanmoins.

3. « De même, la mortinatalité des illégitimes l'emporte sur celle

---

1. *Bulletin de la Société de médecine publique*, 1893.

des légitimes à toutes les époques de la grossesse (excepté pendant le neuvième mois où les deux sont sensiblement égales).

4. « Le facteur qui multiplie à toutes les époques la mortinatalité des illégitimes, multiplie également le nombre de ceux qui ont respiré avant de mourir et le nombre de ceux qui ont été expulsés morts du sein maternel.

5. « Ce dernier fait permet de révoquer en doute l'opinion qui attribue au crime la fréquence des mort-nés illégitimes.

« Leur nombre élevé paraît plutôt dû à la misère dans laquelle tombent le plus souvent les filles-mères abandonnées. La mortinatalité des enfants nés dans les hôpitaux (pour eux, il ne saurait être question de tentatives criminelles) est considérable, soit qu'ils soient légitimes, soit qu'ils soient illégitimes.

« D'autres considérations encore (et notamment la statistique de la Finlande pendant l'horrible disette de 1866-67-68) nous ont conduit à penser que la misère profonde des mères peut augmenter la mortinatalité. »

L'étude de la mortinatalité pendant le siège de Paris, étude que j'ai entreprise à la demande de M. Porak, confirme cette dernière conclusion de la façon la plus inattendue.

Voici, en effet, les chiffres qui concernent cette triste époque (voir page suivante).

L'aspect du diagramme (*fig.* 1) qui traduit ces chiffres est tout à fait remarquable. On y voit que la mortinatalité pendant le premier siège de Paris a été en augmentant très rapidement pour atteindre son maximum en février (103 au lieu de 73, moyenne ordinaire (1) pendant ce mois), le nombre des naissances (conçues avant la guerre) restant d'ailleurs invariable.

Pendant les mois qui ont suivi, le nombre des naissances (conçues après la déclaration de la guerre) a considérablement diminué, mais le nombre des mort-nés a été moindre encore et la mortinatalité (rapport des deux chiffres) s'est abaissée progressivement au point que, pendant les mois de mai, juin et juillet, elle a été fort *au-dessous* de la moyenne (en juillet, 50 au lieu de 69, moyenne de ce mois). Il semble que la misère du siège ait eu pour effet de tuer, avant terme, un certain nombre de fœtus mal conformés, ce qui a

1. Dans ce diagramme comme dans les autres, les lignes pointillées représentent, sauf indication contraire, la moyenne en temps normal.

*Nombre absolu des naissances vivantes et des mort-nés
survenus à Paris en 1870-1871.*

MOIS.	NAISSANCES VIVANTES.	MORT–NÉS.	TOTAL.	Sur 1,000 NAISSANCES combien de mort-nés.
Janvier 1870.......	5,134	451	5,585	80,7
Février —	4,760	403	5,163	78,1
Mars —	5,163	404	5,567	72,3
Avril —	4,789	423	5,212	81,2
Mai —	4,898	418	5,316	78,6
Juin —	4,405	378	4,783	79,0
Juillet —	4,734	346	5,080	68,1
Août —	4,539	365	4,904	74,4
Septembre —	4,717	330	5,047	63,4
Octobre —	4,980	445	5,425	82,0
Novembre —	4,572 [1]	402 [3]	4,974	80,8
Décembre —	4,895 [1]	496 [4]	5,391	92,0
Janvier 1871.......	5,378 [2]	581 [9]	5,959	97,6
Février —	3,942 [1]	451 [5]	4,393	102,6
Mars —	3,606 [1]	335 [6]	3,941	85,1
Avril —	3,299 [1]	269 [7]	3,568	75,4
Mai —	2,992 [1]	204 [8]	3,196	63,8
Juin —	2,965	181	3,146	57,6
Juillet —	3,001	158	3,159	50,0
Août —	2,429	172	2,601	66,1
Septembre —	1,729	192	1,921	100,0
Octobre —	1,875	210	2,085	100,6
Novembre —	2,584	305	2,889	105,5
Décembre —	3,610	344	3,954	87,0
Janvier 1872.......	4,238	350	4,588	78,3
Février —	4,037	376	4,413	85,3
Mars —	5,065	397	5,462	72,7
Avril —	5,100	352	5,452	64,6
Mai —	4,998	399	5,397	74,0
Juin —	4,860	316	5,176	61,1
Juillet —	5,259	358	5,617	63,8
Août —	4,730	351	5,081	69,1
Septembre —	4,607	363	4,970	73,1
Octobre —	4,576	390	4,966	78,6
Novembre —	4,541	371	4,912	75,5
Décembre —	4,883	420	5,303	79,1

1. Non compris les naissances du XIIe arrondissement dont le registre a été brûlé.
2. Y compris les naissances du XIIe arrondissement.
3. Non compris 20 mort-nés du XIIe arrondissement.
4.   —   30   —   —
5.   —   26   —   —
6.   —   17   —   —
7.   —   14   —   —
8.   —   5   —   —
9. Y compris les mort-nés du XIIe arrondissement.

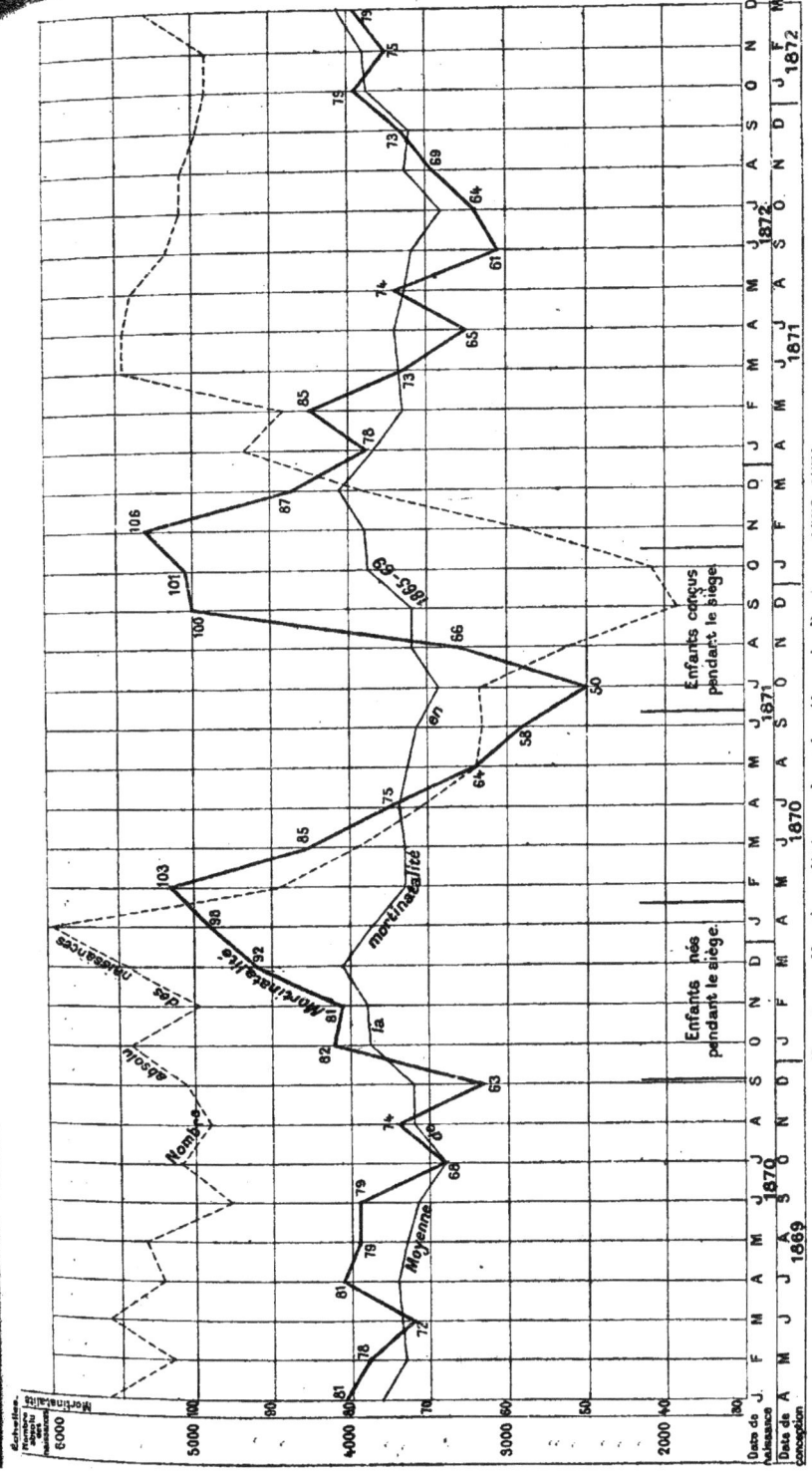

Fig. 1. — Mortinatalité pendant le siège de Paris en 1870-1874.

(Les chiffres marqués sur la figure expriment combien de mort-nés sur 1,000 naissances à l'époque marquée dans le bas de la figure).

diminué d'autant le nombre de ceux qui sont nés dans les mois suivants.

Après août 1871, nous assistons à un phénomène des plus curieux. Le nombre absolu des naissances[1] (conçues pendant le premier siège de Paris) continue à diminuer très rapidement au point de tomber à 1921 en septembre, au lieu de la moyenne 5000. Mais outre que ces fruits du siège sont très rares, ils sont mal constitués, car leur mortinatalité devient très considérable et atteint 106 en novembre (au lieu de 78, moyenne ordinaire de ce mois). Telle est la mortinatalité des enfants conçus en février 1871, c'est-à-dire à la fin du premier siège de Paris.

Pendant les mois qui suivent, le nombre des naissances (conçues pendant la Commune) s'élève assez vite et la mortinatalité diminue au point que, en avril, juin et juillet suivant, elle tombe assez sensiblement au-dessous de la moyenne ordinaire de ces mois.

Ainsi, nous voyons que la misère du siège de Paris a augmenté considérablement la mortinatalité : 1° des enfants conçus en temps de paix, mais nés pendant cette époque ; 2° des enfants conçus pendant le siège et nés après la conclusion de la paix, chacune de ces deux époques (et surtout la première) étant suivie par un temps où la mortinatalité était extrêmement faible.

Pour mieux étudier ces curieuses variations de la mortinatalité, j'aurais voulu pouvoir les suivre selon l'âge du fœtus. Cette recherche n'est possible que pour les enfants nés depuis juin 1871, c'est-à-dire pour les enfants conçus depuis septembre 1870.

Elle est contenue dans le tableau ci-après et dans le graphique qui le représente (*fig. 2*). Dans ce graphique, les traits verticaux réunissent les mois de naissance (c'est-à-dire les mois dans lesquels ont eu lieu les accouchements) ; les traits obliques réunissent les mois de conception (c'est-à-dire les mois dans lesquels les générations successives de fœtus ont été conçus). Pour ne pas surcharger la figure, ces deux sortes de lignes n'ont été tracées que pour un mois sur trois.

Le graphique doit être lu de bas en haut, en suivant de préférence les traits obliques.

On y voit que les enfants conçus en septembre, octobre et no-

---

1. Tant légitimes qu'illégitimes, leur fréquence relative restant à peu près la même.

Mortinatalité des fœtus conçus depuis septembre 1870, selon leur âge et l'époque de leur expulsion.
Sur 1000 fœtus survivant à chaque mois d'âge, combien de mort-nés pendant le mois suivant.

MOIS OÙ LES FŒTUS ont été conçus.	AGE DES FŒTUS ET ÉPOQUE DE LEUR MORT									
	5e MOIS		**6e MOIS**		**7e MOIS**		**8e MOIS**		**9e MOIS**	
	Mois où a eu lieu l'avortement.	Morti-natalité.	Mois où a eu lieu l'avortement.	Morti-natalité.	Mois où a eu lieu l'avortement.	Morti-natalité.	Mois où a eu lieu l'avortement.	Morti-natalité.	Mois où a eu lieu l'avortement.	Morti-natalité.
Septembre 1870	»	»	»	»	»	»	»	»	Juin 1871	28
Octobre	»	»	»	»	»	»	»	»	Juillet	21
Novembre	»	»	»	»	»	»	Juin 1871	10	Août	28
Décembre	Juin 1871	3	Juin 1871	10	Juin 1871	11	Juillet 1871	12	Septem.	35
Janvier 1871	Juillet	4	Juillet	6	Juillet 1871	17	Août	16	Octobre	44
Février	Août	5	Août	7	Août	16	Septem.	8	Novem.	38
Mars	Septem.	4	Septem.	8	Septem.	12	Octobre	8	Décem.	38
Avril	Octobre	5	Octobre	9	Octobre	8	Novem.	10	Janvier 1872	25
Mai	Novem.	5	Novem.	11	Novem.	14	Décem.	15	Février	31
Juin	Décem.	7	Décem.	9	Décem.	13	Janvier 1872	10	Mars	31
Juillet	Janvier 1872	5	Janvier 1872	10	Janvier 1872	15	Février	11	Avril	24
Août	Février	10	Février	13	Février	10	Mars	10	Mai	27
Septembre	Mars	5	Mars	11	Mars	13	Avril	8	Juin	22
Octobre	Avril	10	Avril	12	Avril	8	Mai	11	Juillet	24
Novembre	Mai	6	Mai	7	Mai	14	Juin	9	Août	28
Décembre	Juin	7	Juin	8	Juin	13	Juillet	11	Septem.	28
Janvier 1872	Juillet	7	Juillet	9	Juillet	13	Août	10	Octobre	31
Février	Août	4	Août	10	Août	14	Septem.	9	Novem.	34
Mars	»	»	Septem.	»	Octobre	14	Octob.	»	Décem.	31
Temps ordinaire	»	6	»	10	»	14	»	11	»	25

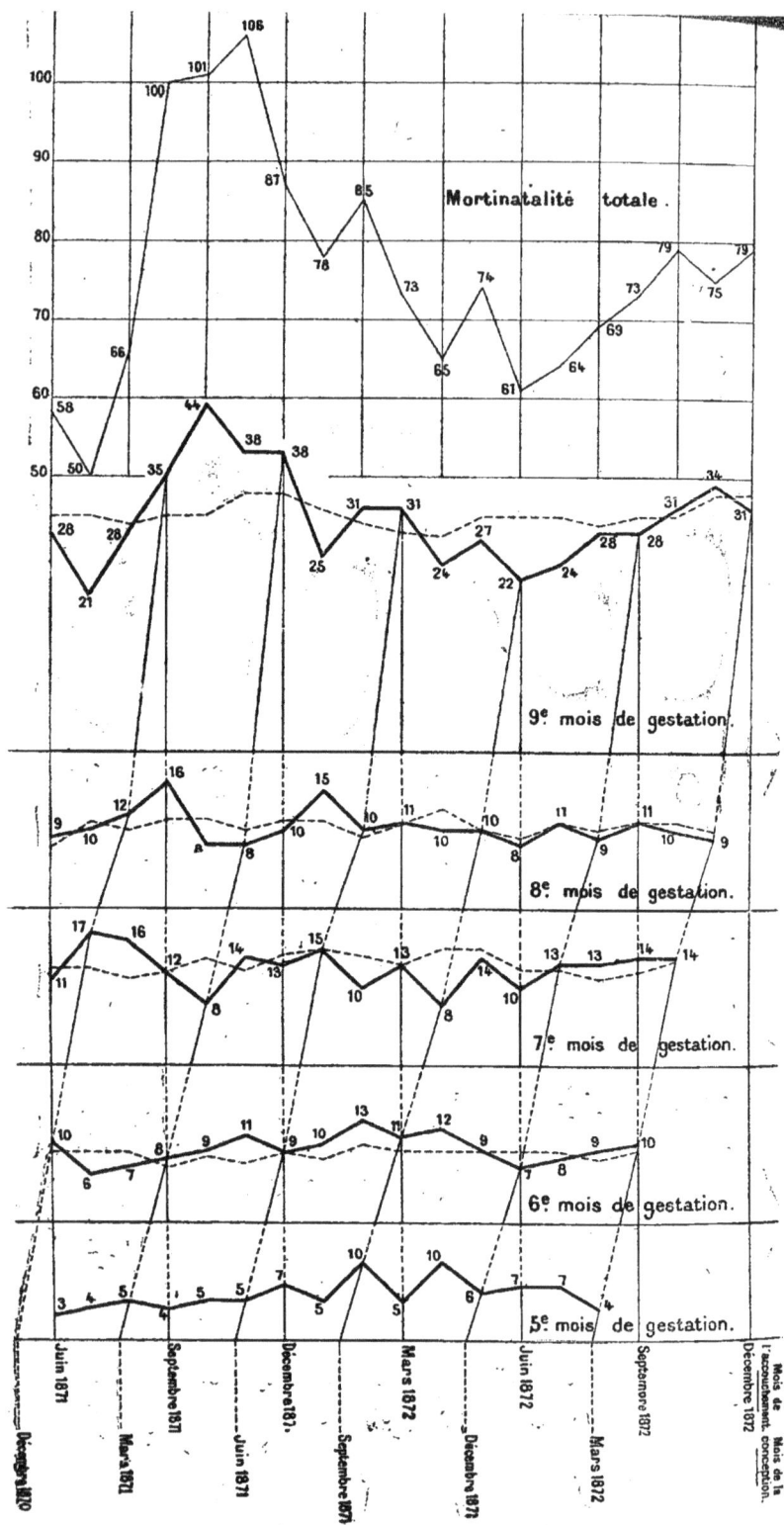

FIG. 2. — Mortinatalité suivant l'âge des fœtus, à Paris en 1871.

vembre 1870, c'est-à-dire au commencement du siège, ont présenté peu de mort-nés pendant le huitième et le neuvième mois de la grossesse (les seuls que nous connaissions pour eux).

Il en est tout autrement des enfants conçus en décembre et janvier 1870. Pour eux, le cinquième et le sixième mois de gestation paraissent normaux ou même favorables. Mais le septième, le huitième et le neuvième mois de gestation ont présenté une mortinatalité très élevée (qui, pour les enfants conçus en janvier, dépasse la moyenne de moitié pendant chacune de ces périodes de la grossesse).

Les enfants conçus immédiatement après le siège, soit en février et mars 1871, présentent des chiffres nettement défavorables pendant le neuvième mois de la grossesse (nov. et déc. 1871). Le reste de leur vie intra-utérine n'a pas été entourée de dangers exceptionnels. Ils ont d'ailleurs été peu nombreux; nous avons vu que c'est à ce moment que la natalité est tombée à son minimum.

Les enfants conçus pendant la seconde partie de la Commune, c'est-à-dire en mai 1871, présentent une mortinatalité assez élevée pendant le sixième mois de gestation (nov. 1871) et pendant le huitième mois de gestation (janvier 1872), ce qui a élevé d'autant le chiffre total de leur mortinatalité.

Nous avons dit que les enfants conçus en juillet, août et surtout en septembre, octobre et novembre avaient été suffisamment nombreux et avaient, en outre, présenté une mortinatalité très faible; on voit sur notre graphique qu'ils présentent, au contraire, une mortinatalité assez élevée pendant le cinquième et le sixième mois de la grossesse, mais les chiffres sont très favorables pendant le septième et le neuvième mois de la gestation, les enfants conçus en août étant (on ne peut vraiment entrevoir pourquoi) constamment moins favorisés que ceux de juillet et de septembre.

En résumé, l'examen de ce graphique ne peut pas nous éclairer sur l'âge fœtal auquel ont été frappées les victimes de la grande mortinatalité qui a régné pendant le siège, car nous n'avons pas de document sur cette époque.

Il nous éclaire peu sur les causes qui ont amené l'extraordinaire faiblesse de la mortinatalité après le siège et notamment en juin et juillet 1871[1].

1. Je ne crois pas qu'on doive l'attribuer à des désordres dans l'inscription des mort-nés. Rien de pareil n'est exprimé dans les documents dont nous extrayons ces chiffres. Et d'ailleurs pourquoi l'inscription des mort-nés aurait-

Il nous montre que les enfants conçus pendant le commencement du siège n'ont été frappés que par une mortinatalité modérée pendant les trois derniers mois de la gestation, tandis que ceux qui ont été conçus à la fin du siège ont été très frappés pendant le ssptième, le huitième et le neuvième mois.

II. — La mortinatalité augmente (après la vingt-cinquième année) avec l'âge de la mère. Cette loi démographique est connue depuis longtemps et ressort notamment de la statistique des grandes villes [1].

Il est intéressant de savoir à quel moment de la grossesse s'exerce l'influence fâcheuse de l'âge de la mère. C'est ce que nous avons fait dans le tableau ci-joint, dans lequel nous avons compté non seulement les mort-nés proprement dits, mais aussi les enfants inscrits sur le registre des « embryons » et enterrés comme tels.

Ce tableau est traduit par un graphique (*fig.* 3) construit sur le principe suivant. Pour chaque groupe d'âges de la mère, un petit graphique montre la mortinatalité par âge du fœtus, une perpendiculaire d'autant plus haute que cette mortinatalité est plus forte, étant consacrée à chacun des mois de gestation. Les sommets de ces perpendiculaires sont réunis par un trait continu (les perpendiculaires elles-mêmes étant supprimées pour ne pas surcharger la figure).

La mortinatalité étant plus forte surtout pendant l'ensemble des quatre premiers mois de la grossesse et pendant le neuvième mois, il en résulte que chacun de ces petits graphiques a, à peu près, la forme d'un W, le premier jambage figurant la mortinatalité de l'ensemble des quatre premiers mois; la première pointe inférieure figurant la mortinatalité du cinquième mois; le second jambage, celle des sixième et septième mois; la deuxième pointe inférieure figurant la mortinatalité du huitième mois (toujours inférieure à celle du septième). Enfin le quatrième jambage figure la mortinatalité du neuvième mois.

elle été *plus* défectueuse *après* la Commune que *pendant* le gouvernement insurrectionnel. D'ailleurs si on avait négligé de déclarer (c'est-à-dire d'enterrer) quelques mort-nés, ne seraient-ce pas plutôt les mort-nés les plus jeunes qui auraient échappé à l'inscription? Or nos chiffres montrent que c'est le contraire, et qu'en juillet, août 1871, les mort-nés de sept mois furent particulièrement nombreux.

1. Je l'ai exposée notamment dans mon étude *Sur les naissance illégitimes en France et dans les principaux pays de l'Europe* (Congrès d'hygiène et de démographie de Vienne, 1887).

PARIS (1891-1893) Sur 1,000 fœtus de chaque catégorie, combien de naissances vivantes ? Combien de mort-nés ?

(Embryons non compris; Quel que soit l'âge de la mère).

(Les mots *mort-nés* et *vivants* ne sont pas pris dans leur sens médico-légal, mais dans leur sens administratif exposé d'autre part).

AGE ET ÉTAT-CIVIL DES FŒTUS.	SEXE MASCULIN			SEXE FÉMININ		
	MORTS.	VIVANTS.	TOTAUX.	MORTS.	VIVANTS.	TOTAUX.
1° Légitimes.						
0-4 mois..........	3,0	»	3,0	2,2	»	2,2
5e mois..........	5,2	»	5,2	4,5	»	4,5
6e —	9,9	»	9,9	9,3	»	9,3
7e —	12,2	10,9	23,1	11,4	8,5	19,9
8e —	10,3	18,7	29,0	8,7	14,2	22,9
9e —	29,1	941,0	970,1	21,5	935,1	956,6
Durée inconnue......	»	29,9	29,9	»	43,4	43,4
Moyennes..........	66,6	933,4	1000,0	55,8	944,2	1000,0
2° Illégitimes.						
0-4 mois..........	3,2	»	3,2	2,6	»	»
5e mois..........	7,1	»	7,1	6,7	»	»
6e —	14,0	»	14,0	13,9	»	»
7e —	19,1	15,0	34,1	19,4	11,9	31,3
8e —	15,2	21,6	36,8	13,4	19,4	32,8
9e —	30,0	889,0	919,0	24,0	891,0	915,0
Durée inconnue......	»	81,0	81,0	»	85,0	85,0
Moyennes..........	84,4	915,6	1000,0	76,8	923,2	1000,0

Il est facile de voir, à l'aspect du graphique, que ce sont les branches ascendantes des W successifs qui vont toujours grandis-

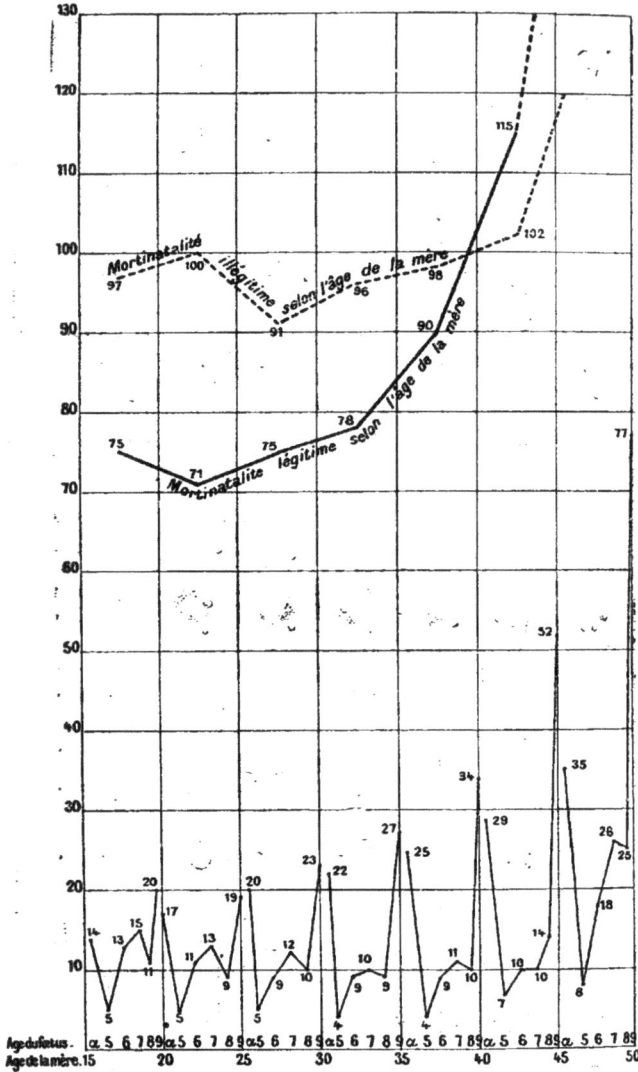

Fɪɢ. 3. — Mortinatalité suivant l'âge de la mère.

sant, tandis que les chiffres intermédiaires ne varient guère. Cela revient à dire que si la mortinatalité augmente avec l'âge de la mère, cela est dû presque exclusivement : 1° aux quatre premiers mois de la grossesse ; 2° aux dangers qui assaillent le fœtus lorsqu'il est à terme (on peut supposer que les os du bassin de la mère ont souvent perdu la mobilité nécessaire pour laisser passer la tête du fœtus, mais ce n'est là qu'une simple hypothèse).

Quant aux cinquième, sixième, septième et huitième mois, la mortinatalité qui leur est propre n'est guère influencée par l'âge de la mère, excepté lorsque celle-ci a dépassé 40 ans et surtout lorsqu'elle a dépassé 45 ans ; dans ce dernier cas, le fœtus se trouve dans des conditions particulièrement mauvaises.

Les mêmes règles se vérifient, quels que soient le sexe et l'état civil des enfants (la mortinatalité des garçons l'emportant toujours sur celle des filles, et celle des illégitimes sur celle des légitimes).

III. *Des naissances prématurées.* — Aux données utilisées dans mon étude de 1893, la statistique de Paris en ajoute quelques autres qui précisent d'avantage les résultats.

Notamment, depuis 1891, elle relève non seulement l'âge des fœtus expulsés morts (ce qu'elle fait avec plus ou moins de détail depuis 1866), mais aussi l'âge fœtal des naissances vivantes. Cela m'a permis de calculer le tableau ci-joint dont on tire notamment la règle suivante :

La fréquence des accouchements prématurés d'enfants vivants est plus grande pour les petits garçons que pour les petites filles ; elle est plus grande pour les illégitimes que pour les légitimes. Elle varie donc en raison de la mortinatalité propre au groupe de naissances que l'on considère et doit probablement être attribuée aux mêmes causes. Cette remarque confirme l'opinion qui attribue à la misère des filles-mères, et non au crime, la forte mortinatalité de leurs enfants.

Des naissances prématurées en rapport avec l'âge de la mère. — Il est intéressant d'étudier la fréquence des naissances prématurées (accompagnées ou non de la mort de l'enfant) en rapport avec l'âge de la mère.

Les graphiques ci-joints (*fig.* 4) montrent bien nettement les lois qui les régissent.

La probabilité qu'une mère a d'accoucher prématurément (d'un fœtus mort ou vivant) atteint 71 pour 1,000 quand la mère est très

PARIS (1891-1893). Sur 1,000 fœtus de chaque catégorie (embryons non compris) combien de naissances vivantes ? Combien de mort-nés ?[1]

AGE ET ÉTAT-CIVIL DES FŒTUS.	SEXE MASCULIN — AGE DE LA MÈRE														SEXE FÉMININ — AGE DE LA MÈRE													
	15-19 ANS		20-24 ANS		25-29 ANS		30-34 ANS		35-39 ANS		40-44 ANS		45-49 ANS		15-19 ANS		20-24 ANS		25-29 ANS		30-34 ANS		35-39 ANS		40-44 ANS		45-49 ANS	
	morts	vivants	morts	vivants	morts	vivants	morts	vivants	morts	vivants	morts	vivants	morts	vivants	morts	vivants	morts	vivants	morts	vivants	morts	vivants	morts	vivants	morts	vivants	morts	vivants
1° Légitimes.																												
0-4 mois																												
5e mois																												
6e —																												
7e —																												
8e —																												
9e —																												
Durée inconnue																												
Total	73	927	60	940	64	936	66	934	75	925	94	906	150	850	52	948	53	947	55	945	53	947	62	938	82	918	141	859
2° Illégitimes.																												
0-4 mois																												
5e mois																												
6e —																												
7e —																												
8e —																												
9e —																												
Durée inconnue																												
Total	77	923	87	913	76	924	86	914	81	919	107	892	260	740	74	926	80	920	74	926	73	927	84	916	72	928	222	778

1. Le mot mort-né est pris ici dans son sens administratif qui n'est pas le sens médico-légal, c'est-à-dire qu'on a compté comme mort-né tout enfant mort avant l'inscription sur le registre des naissances (même s'il a respiré avant de mourir). L'inscription sur le registre des naissances peut se faire dans l'un des trois jours qui suivent la naissance (non compris celui où la naissance a eu lieu).

Paris (1891-1893). Sur 1,000 fœtus survivant à chaque durée de gestation, combien de mort-nés (embryons inclus)? Combien de naissances vivantes?

(Les mots mort-nés, nés vivants sont pris dans le sens administratif qui n'est pas le sens médico-légal).

AGE DE LA MÈRE

AGE et ÉTAT-CIVIL des fœtus	15-19 ANS			20-24 ANS			25-29 ANS			30-34 ANS			35-39 ANS			40-44 ANS			45 ANS ET PLUS			ENSEMBLE		
	morts.	vivants.	total.	morts.	vivants.	total.	morts.	vivants.	total.	morts.	vivants.	total.	morts.	vivants.	total.	morts.	vivants.	total.	morts.	vivants.	total.	morts.	vivants.	total.
1° Légitimes.																								
0-4 mois	14	»	14	17	»	17	20	»	20	22	»	22	25	»	25	29	»	29	35	»	35	22	»	22
5e mois	5	»	5	5	»	5	5	»	5	4	»	4	4	»	4	7	»	7	8	»	8	5	»	5
6e —	13	»	13	11	»	11	9	»	9	9	»	9	9	»	9	10	»	10	18	»	18	10	»	10
7e —	15	21	36	13	12	25	12	9	21	10	8	18	11	7	18	10	7	17	26	13	39	12	10	22
8e —	11	24	35	9	18	27	10	16	26	9	14	23	10	15	25	14	15	29	25	14	39	10	16	26
9e —	17	842	859	16	863	879	19	865	884	24	865	889	31	850	881	45	843	888	61	775	836	21	858	879
Durée inconn.	»	38	38	»	36	36	»	35	35	»	35	35	»	38	38	»	20	20	»	25	25	»	36	36
Moyennes.	75	925	1,000	71	929	1,000	75	925	1,000	78	922	1,000	90	910	1,000	115	885	1,000	173	827	1,000	80	920	1,000
2° Illégitimes.																								
0-4 mois	27	»	27	21	»	21	20	»	20	20	»	20	20	»	20	15	»	15	»	»	»	24	»	24
5e mois	8	»	8	7	»	7	6	»	6	6	»	6	8	»	8	7	»	7	»	»	»	7	»	7
6e —	17	»	17	17	»	17	10	»	10	10	»	10	11	»	11	10	»	10	»	»	»	14	»	14
7e —	18	21	39	22	16	38	18	10	28	15	11	26	16	6	22	13	10	23	»	»	»	19	14	33
8e —	12	26	38	15	21	36	14	19	33	16	19	35	12	16	28	16	11	27	»	»	»	14	21	35
9e —	15	779	794	18	775	793	23	798	821	29	799	828	31	809	840	41	810	851	»	»	»	23	781	804
Durée inconn.	»	77	77	»	88	88	»	82	82	»	75	75	»	71	71	»	67	67	»	»	»	»	83	83
Moyennes.	97	903	1,000	100	900	1,000	91	909	1,000	96	904	1,000	98	902	1,000	102	898	1,000	261	739	1,000	101	899	1,000

jeune (de 15 à 19 ans), puis cette probabilité va en diminuant avec l'âge pour n'être plus que de 41 pour 1,000 à l'âge de 30 à 34 ans. Passé cet âge, elle augmente un peu. Elle devient considérable pour les rares accouchements qui ont lieu après 45 ans. L'enfant issu des accouchements prématurés a d'autant plus de chances de

Fɪɢ. 4. — Naissances prématurées à Paris, en 1891-1893.

vie que sa mère est plus jeune (toutefois cette influence est peu considérable).

Les mêmes règles se vérifient à peu près lorsqu'au lieu de considérer l'ensemble du septième et du huitième mois, on les étudie séparément. Naturellement les chances de survie de l'enfant sont beaucoup plus grandes pendant le huitième mois (62 pour 100) que pendant le septième (45 pour 100).

Conclusions. — 1. Les chiffres de Lyon, ceux de la ville de Vienne confirment dans leur ensemble les conclusions formulées à la fin du mémoire que je présentais à la Société de médecine publique en 1893.

2. L'étude de la mortinatalité pendant et après le siège de Paris confirme l'influence que la misère de la mère exerce sur la morti-

natalité. A. Elle s'est fait sentir pendant la durée du siège sur des enfants conçus en temps de paix. B. La mortinatalité a été (ou du moins paraît avoir été) très faible aussitôt après la fin du siège. C. Elle a été considérable neuf mois après le siège ; pour les enfants conçus à la fin du siège nous avons la mortinatalité selon le mois de gestation ; elle a été considérable pendant le septième, le huitième et le neuvième mois.

3. Etant donné que la mortinatalité augmente avec l'âge de la mère (après 30 ans), nous avons cherché à quelles époques de la grossesse cette influence fâcheuse se fait sentir. Nous avons vu qu'elle s'exerce : 1° pendant les quatre premiers mois de la grossesse ; 2° pendant le neuvième mois. Quant aux cinquième, sixième, septième et huitième mois, la mortinatalité qui leur est propre n'est guère influencée par l'âge de la mère, excepté lorsque celle-ci a dépassé 40 ans et surtout lorsqu'elle a dépassé 45 ans.

4. Les mêmes règles se vérifient, quels que soient le sexe et l'état civil des enfants (la mortinatalité des garçons l'emportant toujours sur celle des filles, et celle des illégitimes sur celle des légitimes).

5. La fréquence des naissances prématurées (d'enfants présentés vivants à l'officier de l'état civil) est plus grande pour les petits garçons que pour les petites filles, plus grande pour les illégitimes que pour les légitimes. Elle varie donc en raison de la mortinatalité propre au groupe de naissances que l'on considère.

6. Toutefois la probabilité d'accoucher prématurément (d'enfants morts ou vivants) diminue selon l'âge de la mère jusqu'à 30 ou 34 ans.

Mais l'enfant a d'autant plus de chances de survie que sa mère est plus jeune.

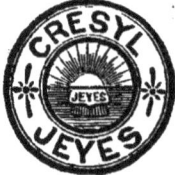

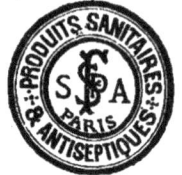

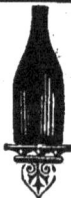

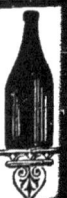

REVUE
D'HYGIÈNE
ET DE
POLICE SANITAIRE

RÉDACTEUR EN CHEF :

M. E. VALLIN, membre de l'Académie de médecine, médecin inspecteur de l'armée, membre du Conseil d'hygiène de la Seine.

MEMBRES DU COMITÉ DE RÉDACTION :

MM. **J. BERGERON**, secrétaire perpétuel de l'Académie de médecine, vice-président du Comité consultatif d'hygiène de France, médecin honoraire des hôpitaux.

GRANCHER, professeur à la Faculté de médecine, médecin des hôpitaux, membre du Comité consultatif d'hygiène de France.

H. NAPIAS, directeur général de l'Administration de l'Assistance publique de Paris, membre de l'Académie de médecine et du Comité consultatif d'hygiène publique de France, secrétaire général de la Société de médecine publique.

A. PROUST, inspecteur général des services sanitaires, professeur à la Faculté de médecine, membre de l'Académie de médecine, médecin de l'Hôtel-Dieu.

E. TRÉLAT, député, directeur de l'École spéciale d'architecture, professeur au Conservatoire des Arts et Métiers.

SECRÉTAIRE DE LA RÉDACTION : **A.-J. MARTIN**
Membre du Comité consultatif d'hygiène de France.

LA REVUE PARAIT LE 20 DE CHAQUE MOIS

PRIX DE L'ABONNEMENT :

Paris : **20** fr. — Départements : **22** fr. — Union postale : **23** fr.

PARIS
MASSON ET Cie, ÉDITEURS
LIBRAIRES DE L'ACADÉMIE DE MÉDECINE
120, Boulevard Saint-Germain

Tout ce qui concerne la rédaction doit être envoyé à **M. le Dr VALLIN, 17**, avenue Bosquet, à Paris, ou à **M. le Dr A.-J.**

SOMMAIRE DU N° 7

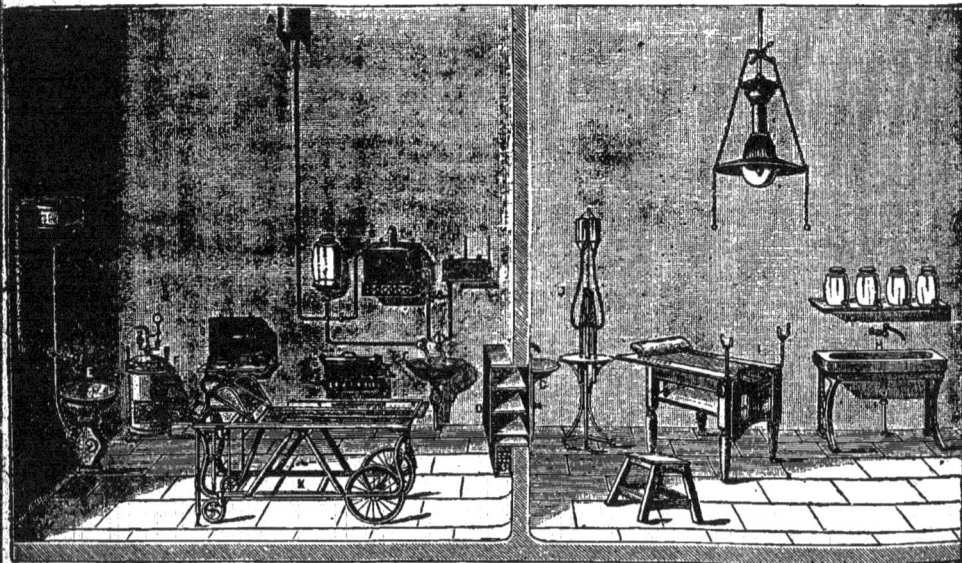

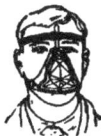
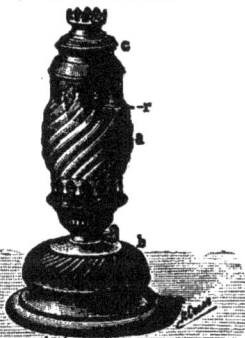
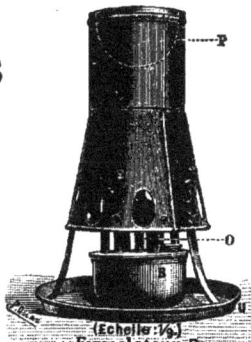

La gémellité selon l'âge de la mère et selon le rang chronologique de l'accouchement, par M. Jacques BERTILLON, chef de la statistique de la ville de Paris.

Voici le résumé de ce mémoire :

M. JACQUES BERTILLON fait une communication sur la *gémellité selon l'âge de la mère et le rang chronologique de l'accouchement*. La gémellité est la fréquence des jumeaux. Elle a été étudiée par différents auteurs, en tête desquels il faut nommer M. Bertillon père. Des documents récents permettent d'ajouter à leur travail quelques traits nouveaux.

1. Les chiffres suivants, empruntés aux rares pays dans lesquels cette recherche est possible, montrent que la gémellité augmente avec l'âge de la mère jusque vers 40 ans :

Sur 1,000 grossesses, combien de grossesses doubles.

AGE DES MÈRES	NOUVELLE-GALLES du Sud. (1893-95)	FINLANDE (1885-94)	NORVÈGE (1881-85)
15-19 ans	6	6	8
20-24 —	7	8	
25-29 —	9	12	10
30-34 —	13	16	14
35-39 —	16	21	18
40-44 —	13	17	17
45-» —	9	12	12
Âge inconnu	—	10	16
Ensemble	11	14	14

AGE DES MÈRES	VILLE DE MUNICH (Illégitimes seulement) (1880-96).	VILLE DE SAINT-PÉTERSBOURG (1882-92).
Moins de 21 ans...............	5	6
21-25 ans.................	8	9
26-30 —	12	14
31-35 —	16	21
36-40 —	21	22
41-45 —	20	16
46-ω —	--	18
Ensemble	11	14

On voit que, dans ces cinq pays, la gémellité augmente progressivement et régulièrement jusqu'à 40 ans, en sorte que, à cet âge, elle est trois fois (ou même quatre fois) plus forte qu'avant 20 ans.

2. Au contraire, l'âge du père n'a aucune influence sur la gémellité, ainsi que le montrent les chiffres suivants[1] :

Norvège (1881-85). Sur 1,000 grossesses, combien de grossesses doubles.

AGE DES PÈRES	AGE DES MÈRES					
	α-24	25-29	30-34	35-39	40-44	45-ω
α-24 ans...............	8	11	13	—	—	—
25-29 —	8	11	14	20	—	—
30-34 —	7	9	14	17	18	—
35-44 —	9	10	14	18	16	13
45-54 —	--	15	14	17	18	12
55-ω —	—	16	11	21	19	—
Ensemble...............	8	10	14	18	17	12

Si on lit ce tableau en colonnes verticales (c'est-à-dire en considérant des mères de même âge et des pères d'âge croissant) on voit que les chiffres ne présentent que des différences insignifiantes.

1. Si l'on se contentait de calculer la gémellité selon l'âge du père (sans s'occuper de l'âge des mères), on arriverait à un résultat nécessairement trompeur, puisque généralement plus les pères sont âgés plus les mères le sont.

L'âge du père n'a donc pas d'influence sensible sur la gémellité.

3. Plus une femme a eu de grossesses antérieures, et plus elle a chance de procréer des jumeaux.

Cette influence s'exerce indépendamment de l'influence de l'âge, ainsi que le montre le tableau suivant :

Sur 1,000 grossesses, combien de grossesses doubles.
(Ville de Saint-Pétersbourg, 1882-92).

AGE DES MÈRES	RANG CHRONOLOGIQUE DE L'ACCOUCHEMENT.											Ensemble.
	1er	2e	3e	4e	5e	6e	7e	8e	9e	10e	11e etc.	
16-20 ans..........	6	7	—	—	—	—	—	—	—	—	—	6
21-25 —	8	9	10	16	19	22	—	—	—	--	—	9
26-30 —	12	10	14	15	17	22	17	25	32	31	—	14
31-35 —	13	18	20	16	20	23	25	25	27	28	34	21
36-40 —	10	13	19	19	22	19	24	22	28	29	30	22
41-45 —	--	--	—	—	—	15	—	--	18	22	21	15
46-ω —	--	—	—	—	—	—	—	—	—	—	—	18

4. Il est intéressant de voir si l'âge de la mère influe sur la composition par sexe des grossesses gémellaires.

M. Bertillon père avait montré que si la composition sexuelle des grossesses doubles n'obéissait qu'aux lois du hasard, on trouverait que, sur 100 grossesses doubles, il y en aurait un peu plus de 25 composées de 2 garçons, un peu moins de 25 composées de 2 filles et 50 composées d'un garçon et d'une fille. Mais il n'en est pas ainsi, parce qu'une cause constante favorise les grossesses unisexuées.

Puisque l'âge de la mère a une influence sur la cause (ou sur l'une des causes) des grossesses doubles, il est intéressant de voir s'il a aussi une influence sur la cause constante qui favorise les naissances unisexuées.

Il n'en est pas ainsi, ainsi que le prouvent les chiffres suivants :

Paris (1892-95). *Sur 1,000 grossesses doubles, combien sont composées de :*

AGE DES MÈRES	2 GARÇONS	2 FILLES	1 GARÇON 1 FILLE	TOTAL
18-25 ans.............	348	382	270	1000
26-35 —	343	302	355	1000
36-45 —	348	320	332	1000
46-ω —	314	326 .	360	1000

Conclusions. — La *gémellité* (sur 1,000 grossesses, combien de grossesses doubles) augmente avec l'âge de la mère, au point que les femmes de 35 à 40 ans ont trois ou quatre fois plus de chances d'avoir des jumeaux que n'en ont les femmes de 20 ans.

La gémellité n'est pas influencée par l'âge des pères.

La gémellité augmente avec le nombre des grossesses antérieures. Cette seconde influence s'exerce indépendamment de la première, en sorte que parmi les femmes de 21 à 25 ans par exemple, les primipares ont une gémellité deux fois moindre que les femmes qui en sont à leur quatrième grossesse.

La composition (au point de vue du sexe) des grossesses gémellaires ne paraît pas modifiée par l'âge de la mère.

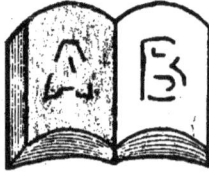

Contraste insuffisant ou
différent, mauvaise qualité
d'impression

Under-contrast or different,
bad printing quality

www.ingramcontent.com/pod-product-compliance
Lightning Source LLC
Chambersburg PA
CBHW071706200326

41519CB00012BA/2632